别急着吃药

90% 的病不吃药也能好

卢晟晔 / 著

U0345091

天津出版传媒集团

天津科学技术出版社

图书在版编目（CIP）数据

别急着吃药：90%的病不吃药也能好 / 卢晟晔著
. -- 天津科学技术出版社，2017.6
　　ISBN 978-7-5576-2558-0

　　Ⅰ. ①别… Ⅱ. ①卢… Ⅲ. ①用药法－研究 Ⅳ.
①R452

中国版本图书馆CIP数据核字（2017）第070647号

责任编辑：方　艳　张建锋

天津出版传媒集团

天津科学技术出版社出版

出版人：蔡　颢
天津市西康路 35 号　邮编 300051
电话：（022）23332695
网址：www.tjkjcbs.com.cn
新华书店经销
三河市华润印刷有限公司印刷

开本 710×1000　1/16　印张 15　字数 280 000
2017 年 6 月第 1 版第 1 次印刷
定价：32.00 元

目录

CONTENTS

第一章

每个人身上都有『大药房』

虽然我们经常抱怨看病求医、排队候诊的不是，但是很多人都没有意识到，我们可以做自己身体的医生，为自己治病。

而且，自己诊病、自己医治非常简单。

你就是自己身体的医生

我们都知道生命健康高于一切，可我们似乎一直都习惯将自己的生命交给医生来处置。小到感冒发烧，大到各类机体病症，无不是次次求治于医。虽然我们经常抱怨看病求医排队候诊的不是，但是很多人都没有意识到我们可以做自己身体的医生，为自己治病。而且，自己诊病、自己医治非常简单。

比如，营养过剩，体质却很弱这种问题，我们要如何来面对呢？其实，我们只需要吃好日常的一日三餐。中医说："早餐要吃好，中餐要吃饱，晚餐要吃少。"可现在的生活方式似乎恰恰与之相反：早上的时候，我们来不及起床，总是马马虎虎地吃点儿面包、包子；中午时又因为上班，所以吃外卖盒饭；只有到了晚上，才好好地大吃一顿。如此一种营养补给颠倒的过程，造成了早上、中午接受不到营养的滋补，而晚上又消化不掉过多的营养，从而留下各种身体健康的隐患。如果从现在开始，每天按照身体的需要来进食——早上吃好，中午吃足，晚上吃少，你的身体就具备了不容易被打倒的基础。

面对亚健康该怎么办？这真的不需要营养保健品。平时为了工作，我们一坐就是8小时，10小时，不进健身房就没机会做运动。久而久之，身体处于严重的怠惰状态，亚健康也就悄然而至。其实，运动怎么可能只存在于健身房呢？平时上班早下一站，少坐几层电梯，只需多走几分钟，一天的活动量也就够了。下班之后多走走，相当于脑力劳动之后的有氧运动，这种运动方法虽然并不正规，但是对身体很有用，日久天长，就能让你感受到机体的加强。就这么简单，你能想到吗？

除了三餐与运动，身体的经络也很有益于身体健康；而且，从中医的角度看，各穴位与经络的作用远远胜于打针吃药。因此，想要做自己的医生，就要先学会认识自己身体的经络与穴位，只有知己知彼，对于疾病，我们才能百战百胜。

比如，牙疼、三叉神经疼这些问题，所有人都知道，牙疼不是病，疼起来要人命。可是如果你懂得穴位，合理适度地按一下，问题就能解决。那么，要按哪个穴位呢？那就是下关穴。下关穴位于面部耳前方，在颧弓与下颌所形成的凹陷处。按的方法很简单，取穴时可以仰起头，咬紧牙关，用手指从脸的侧面耳前抚摸肌肉突起的部位，那里就是下关穴了。按摩的时候，以指腹按压，可稍加用力，来回揉按即可。次数不用太多，一般按50下就可缓解牙疼；每日按两三次。

下关穴是胃经上的一个穴位，专主胃经气血物质中的水湿之气，人体气血之中的精微都由此来往，从而分清降浊。当浊阴不能归地，人就会产生我们常说的上火症状，于是，出现牙疼、耳鸣、口腔疼痛等症状。所以按摩下关穴，就相当于为浊阴进行调理。

这就是自己病自己医，自己做自己的医生。相信大家看完之后都会对着自己的身体产生好奇心了吧？那就从现在起，用心来了解自己的身体，然后去做自己最合格的医生吧。

自身之"药"到底能治疗多少病

从自身找"药"，就应该明白这"药"究竟是什么。中医说身体之症来自于经络不通，所以，找到人体经络，向不同的穴位要健康，就完全可胜于去医院，胜于吃药打针。那么，人体自身的经络到底可以治多少病呢？中医典籍里这样记载："诸脉皆通，通则除疾。"也就是说，经络通畅了，什么病都能好。中医之所以可以在几千年的历史中流传下来，就是因为它具有强大而有效的作用。

从人体穴位的命名中，我们可以看得出来，不同穴位堪称不同的药方，全身从上到下，就是一本"大药方"。穴位不仅有治病的，还有保养的，我们所知的那些好用的中成药，皆可在自己身上找到。曾经有位朋友火气重，一会儿牙痛，一会儿嗓子疼，有时还会鼻子出血。这其实就是内火过重，需要去火。开始时，他还去药店买点儿祛火消炎的药吃吃，但因为这些小病经常复发，所以最后他也不想再吃药了，自己说："要用吃药来治这些病，我天天都得靠药养着。不就是点儿火吗，我还是熬一熬算了。"后来，我听说了这件事，就让他自己每天揉内庭穴。结果过了一个月左右的时间，他告诉我，自从揉内庭穴开始，嗓子就疼了一次，其他问题都没了。

我为什么让他揉内庭穴呢？因为内庭穴主治人体上火之热。对于体内的热症，按它就等于吃药。它可称得上是人体自带的天然"牛黄解毒丸"。那些因内热导致的病症以及胃火都可以通过揉按它来进行治疗。

人体自身之"药"太全面了，比膏方还管用的"十全大补汤"，比中药还好用的"牛黄清心丸"，治疗炎症、体寒、腹泻、不消化、体湿、腰酸背痛、四肢麻木等的对症之药，比比皆是。"药方"既然都在自己的身上，那么就没有再吃外药的必要了。只要找到它们，就能很好地祛除这些身体不适。

我们都知道，孩子成长最需要补钙，因此很多家长总是不惜金钱，为孩子购买各种钙片。可钙片单独服用，吸收并不理想，而且口感上又不是很好，孩子一点儿都不喜欢吃。可如果我告诉你，从自己身体上就能找"钙片"，那不是要方便得多了？很多人肯定会不相信，说："穴位能治一些小病是真的，可是说能补真实的营养元素纯粹是开玩笑。"这话可一点儿都不科学。我之前遇到过这样的病人，孩子体质比较弱，而且有点儿佝偻症，妈妈着急地说："孩子胃口实在不好，不肯吃东西。医生一再嘱咐要给他补钙，可是他嚼在嘴里就吐出来，说咽不下去。为此，水果口味的也买了，进口的也买了，效果却一点儿没看见。"

面对这样的问题，我从来不主张给孩子用药，哪怕是补药、营养药。所以我便让那位母亲给孩子调理脾经，除此之外，特别叫她多为孩子按摩大都穴：每天晚上用热水泡脚，然后按揉大都穴50次。过了3个多月的时间，孩子再回诊时长高了一大截，那位妈妈高兴地说："他不但饭量增加了，而且佝偻症也好起来了，现在他只是还有点儿瘦。真的是一粒钙片也不用吃呢。"这就是按大都穴的效果。脾经能调理人的胃口，而大都穴除了参与调理脾经之外，还能补钙，治疗骨质疏松、肌肉萎缩、腰腿不适等症；对现在人最容易生的颈椎病，也一样有很好的缓解作用。所以，大都穴就是自身所带的"钙片"。

至此，大家应该明白，人会生病，就是因为身体的某个部位出了问题，而这个部位出了问题，相应的穴位就会有所反应。因而，在这些相对的穴位上进行诊治，就完全是为自己开出了"药方"，自然也就能治病疗伤了。所以，打通身体经络，可治百病。这就是自身之"药"的医治范围所在。

如何寻找身体的自愈"药方"

既然人体的自身就有着各种"药"来治愈病症，那么大家肯定好奇这些治病的穴位都在哪里。其实，找到这些穴位一点儿也不难。因为身体自会说话，即所谓的"不平则鸣"。病症如果刁难身体，穴位这些"英雄"们就会站出来鸣不平。此时，我们就会感觉到自己身体上的敏感变化，比如，有的地方一碰就疼，有的地方麻木等，这都是穴位的语言，它正在告诉你身体哪里出了问题。我们将它称为敏感点，找到它，就找到了治病的"药方"。

通常，一个患风寒感冒的人，开始总是表现为嗓子疼、低热等问题，你如果不注意，就会开始咳嗽、高烧、肺炎；发展到最后，肾也有可能出现问题。这就是一个体内不适，体外来传达的过程。你不必担心找不到自己身体上的药方，因为风寒感冒的人肯定都有这样的感受：头皮发紧，头重。那头皮上端是什么穴呢？自然是百会穴。百会穴是人体阳气之穴位。在风寒感冒到来时，人体因无法宣发自身的阳气，而头重如盖。这时，只需按压头顶上的百会穴，为它找开阳气之间，你就会有全体通畅的感觉。这就说明，找到能缓解病症感受的穴位，就找到了能治病的"药方"。

当然，还有些病是隐忍不发的，有时你可能不会及时发现。比如，有的人熬夜，有的人酗酒，你看不到明显的病症，但身体有内伤却是既成事实。这时，身体也会有自己的反应，比如，免疫力开始降低、疲劳，这些都是身体在提醒你。当那些隐忍之症不可见时，身体内在平衡已被打破，于是出现腰酸背痛、四肢无力、亚健康等表现。这时，你只要根据身体的感受，依照实病治之、虚病调之的原理，来让身体达到平衡，各种不适症状就会消失。

即使你自己无法寻找穴位，或者不知道病症对应的穴位是哪个，也好办。你每天在空闲的时间，对自己身体上可以敲打到的地方，进行不厌其烦的敲打或者按摩，遇到特别敏感的地方，就停下来自己用力按揉，将这个痛点揉散、打开。在这个过程中，你可能意识不到为自己开了"药方"，但却已经治愈了身体欲起之病。

曾经就有一个病人，他每天总是在凌晨四五点钟的时候咳嗽醒，一直断断续续地咳到起床。他听我说过，经常按摩解溪穴能清热化痰，便自己天天按。不过效果不是很明显，这样咳了好几天。他有一天咳醒之后趴在床上，结果一蜷胳膊，感觉到手关节处有一个点痛得很，于是，他按了一下，果然有硬结。他并不知道这是什么穴位，可以治什么病，所以也没多想，便直接对着这个点来揉。揉了2天，第3天凌晨居然只咳了一小会儿，便又睡着了。这个发现让他很是惊奇，于是找到我问原因。我看看那个点，刚好就是尺泽穴。这个穴位专治感冒、咳嗽，这是因为人体肺经的阴液循行肺经，然后在此运行而过，带走肺热。它如果不能通，就无法化解肺气之热，因而痰液不化，人就会一直咳。

我让他再按一下自己的列缺穴，他大声地说："这里也疼呀！"我便让他两个穴位一起按。没过1周，他就完全不咳了。之前，我们说解溪穴可止咳，这不假，但人体穴位不通，往往会表现在几个不同的点上，有时，只按一个部位未必可奏效。按摩产生痛感的尺泽与列缺，那也就完全为肺燥之症进行清肃，咳嗽自然也就好了。

因此，寻找自己身上的自愈"药方"，就要熟悉自己的身体，善于发现。平时，可在自己身体上多进行探索，发现问题便及时去化解。这样，病自己就会绕开你而走了。

四肢负责治疗哪些病

《黄帝内经》说过："四肢者，诸阳之本也。"这句话就是说，人体生不生病，80%取决于四肢。它们相对处于人体的末梢，当有病症发生时，它们往往是最先感觉到的。也正是因为如此，四肢穴位所能治疗的病非常多，可谓人体的"大药房"。有效地刺激四肢穴位，就能治脾、肝、肾、心等脏器之症以及改善身体其他更多问题。

人体一共有十二正经，而双臂、两腿就囊括了人体六条阳经之脉。阳气对于人体就是生存之空气，所以中医才说："肾主四肢之骨，脾主四肢之肉，肝主四肢之筋，心主四肢之脉，故四肢之病在脏。"这就是告诉我们，四肢的穴位就如同脚底的穴位反射区一样，集合了很多人体重要的穴位。经常按摩四肢，能促进身体血液循环，让身体阳气充足。这能起到活血化瘀的功效，从而轻松地令关节炎、手脚抽筋、体乏虚弱等症得到良好的改善。

当然，这只是四肢的一小部分作用，看看四肢上比较重要的几个大穴，它们所负责的病症多到你想不到。手臂之合谷穴、劳宫穴、内关穴、外关穴，都是我们触手便可按摩到的穴位。而按摩它们就能对头痛、牙痛、心痛、嗓子痛、呕吐、胳膊麻木、胃痛、心悸、失眠、手颤，甚至是鼻塞、癫狂等头面、心脏、胳膊的病症起到预防和治疗的作用。而这些穴位还不到双臂总穴位的10%。有人说"双臂一动，牵及全身"，这一点儿都不为过。

再看双腿，比较重要的穴位自然是足三里、少海、三阴交这些，它们能治的病就真的关乎全身了，而且都是关乎生命体征正常与否的大病。比如，月经不调、带下、腹胀痛、肠鸣、抽搐、高血压、瘫痪、便秘、水肿、遗精、阳痿，等等。此外，这些穴位还能调节精神状态，神志不安、脾胃不调都可在足三里进行按摩。所以民间才有谚语说："常按足三里，胜吃老母鸡。"它就是一种人体的大补之药，男女老幼的身体强健都离不开它。

不仅如此，在腿上还有膝眼、悬钟、曲池等数不胜数的穴位，它们也一样很重要。半身不遂、腰腿痿痹、上肢活动不利、老寒腿、鹤膝风、双膝冷痛等问题，只要按腿上的某些穴位，就能得到缓解。动动手指，伸伸腿，这都是在治病。相比去医院，是不是方便、快捷得多？

由此可见，四肢之与人体疾病，就如同风筝与线的关系。那些发生脏器方面的病症，精神方面的问题，以及经络上的不通，都可以通过四肢来进行调理。多按多揉，身体就会充满阳气，从而气血通畅、精力旺盛，身体不受外邪所侵。最重要的一点在于，常按四肢穴位，不但对身体好，还没有一点儿副作用，这才是比药更高级的治病方式。

帮你寻找耳朵上的 "大药方"

耳朵对人体来说，面积实在不大，可就是这样一个小小的器官，却拥有着人体最大的治病之方。《黄帝内经》讲："耳者，宗脉之所聚也。"一句话就道破了耳朵这人体大药的玄机：它集聚人体全部经脉于一身，自然也就关系所有的人体健康问题了。当身体产生问题时，耳朵总是可以感觉得到。如果能对耳朵有一个良好的了解，就算是找到了人体治病 "药方"的秘密所在。

细看耳朵，它的形状像是未出生的胎儿，只不过是头朝下、脚朝上的体位。而人体的不同穴位刚好在这里都有自己的对应点，因此，如果感觉在身体上找穴位麻烦，则不如到耳朵上来寻找。按不同的对应点，耳朵被划分成不同的几个部分，即头面区、肢体区、中心区、三角区、边缘区。不同的区，负责着不同的疾病。当我们身体产生不适时，我们可以从这些部分来取药治病。

所谓头面区，也就是耳朵的耳垂、耳屏这一块。我们说耳朵像一个头朝下的胎儿，自然最下边才是头面区所在。而它作为人体大药，可以主治头部及面部的问题，比如，头痛、牙痛、咽炎、扁桃体发炎、失眠等症，都可以通过按摩耳垂、耳屏来解决。这里的 "药"不用仔细找，只需要在整个头面区进行掐按，就能解决问题。

一般人在失眠的时候，可自己用手掐耳垂部及耳屏部位，只需5分钟，就能心神安静，进入梦乡。而对脑力劳动者来说，最怕的就是思绪不清；同时，因为用脑过度，所以身体经常僵硬酸痛，面部皮肤又晦暗不清。这时，你就可以通过按摩头面区来改善这些症状。它能很好地提神醒脑，促进气血循环。

耳朵的第二部分是肢体区，它包括耳舟以及对耳轮部分。这两部分对应的是人的手指、手腕、臂肘、肩膀、甲状腺、锁骨以及颈椎、胸椎、乳腺、腹部、腰、膝、膝关节、踝关节连同脚趾。除此之外，肢体区还对阑尾起作用。

整个肢体区占耳部的比例最大，因为人体四肢占人体总和的一多半。如果要看自己的四肢是不是健康，则可以从肢体区的颜色上来进行辨识。身体好的人，肢体区的颜色会比较柔和，又富有红润色泽。体力劳动者的肢体区会暗一些，平时可多对这一部分进行搓揉，这样不但能祛疲劳，还能强四肢。

中心区是耳朵的第三部分，它由耳甲腔、耳甲艇以及耳轮脚、外耳道口组成。中心区，顾名思义，对应的就是人体内脏部分。因为人体内脏的穴位点比较密集，所以对应的问题很多。人体五脏六腑的问题都会显现在它上面，包括人体三焦、胃、脾、肝、肾、膀胱、前列腺、尿道、肛门，等等。身体出现这些方面的不适时，我们便可通过按、点、掏等方法来对不同点进行刺激，从而得到治疗。

在中心区有两个很好用的点，对男女各得其用。其中一个是醉点，它在中心区的上部位置，不能直接找对应的点时，就将上部都揉按一下。醉点专治喝酒过多而产生的头晕、头痛等，也就是说，喝多了，按醉点可以醒酒。另外一个则是女性专用的。它在中心区的最下方，称为卵巢点。女性有妇科问题，可以多按揉卵巢点，既能防治又能治疗。

耳朵的三角区就是耳窝、耳轮下脚的部分，这里相对要小一些，但主要对应生殖系统。因此，当子宫、尿道、盆腔等出现问题时，就要从这里取药了。它不但能管生殖器官的问题，还能平喘、降压、清肝、除痔。平时经常对三角区进行揉搓，就能滋阴壮阳，不管对男人还是女人，补肾少不了这味药。

最后，边缘区也就是耳朵边轮、耳后面等地方了。这里的"药"虽然不像前面那些那么重要，但也不可缺少。食欲不好、口干、鼻炎、眼赤等问题，按摩边缘区，就会有一个很好的缓解作用。当然，耳屏的上方，还对应着心脏，它能平神降气，多按按这里也就等于为自己开了一服"宁神药"了。

养生保健有秘方，打通任、督二脉

想要身体不生病，必须要诸脉皆通。而在人们的身体内，除了十二正经，还有奇经八脉，它们之间相互贯通，让我们身体血液循环得以通畅，让我们的生命得到保证。在人体奇经中，任脉与督脉是非常重要也相对传奇的经脉。单纯从中医的角度来看待它们，任、督二脉于人体，是不可忽略的气血之源；它们一条为阴脉之海，一条为阳脉之海，共守人体阴阳。因此，任、督二脉通畅，才是人体养生保健的关键所在。

在中医学中流传着这样一个故事：生于北宋时期的静树大师，从年轻的时候起，便开始悉心学习武术。最终，他通过不懈地努力，打通了自己的任、督二脉。从此，他不仅在武术上得到精进，在身体上也得到了别人所得不到的长寿与健康。静树大师一生经历了三个朝代，总共活了300多岁。据他的家人说，老年后的静树大师一直生活在珠穆朗玛峰上，一年只下山一次。而静树大师在明朝的时候认识了著名的金世义祖师，两人交情甚厚。但金世义祖师因为任、督二脉不通，所以早早地离开人世。

这或许只是一个传说，但这并不意味着任、督二脉通畅的益处为虚。在我所接触的病人中，任脉、督脉不通，从而病体缠绵的事例屡见不鲜。这是因为任、督二脉起于人体会阴穴，直达于头部，其中，背部所主经络又特别多。当它们出现不通时，人体就会产生淤积，从而气血濡养不周，最终造成失调、干涸等病因。而任、督二脉一通，也就意味着八条奇经皆通；奇经通，百脉通，这也就能让人体气血的循行正常。

也正是因为任、督二脉如此重要，所以《黄帝内经》才会说：“任督通则百脉皆通。”透过这句话，我们可以明白这样一个道理：任脉、督脉得到通畅，人体阴阳才能得到平衡，百病就不能靠近了。当然，人想要不生病是不可能的，但从养生保健的角度来说，任脉、督脉通畅，人体的免疫力肯定会加强，一般的小损伤也就不是问题了。

既然任、督二脉关系到身体的最终健康，那么如何来打通这二条经络就变得至关重要。方法其实并不难。打通经络的方式并不像武侠小说中讲得那么传奇，不用武林高手帮忙，也不用奇遇，只需要家人或者医生帮助你捏脊就可以了。这个方法不但好用，而且轻松，相对来说，是我们利用任、督二脉这个“大药方”的最好方法。

捏脊时，人需要趴在床上，让身体呈自然放松状态。而为你捏脊的人则要修剪好指甲，洗净手，接着两手对搓，在手掌及指尖都热了之后，用拇指和食指，在你的脊柱两侧捏脊。做的时候，从尾椎骨沿着脊柱向肩部上行，每次要将脊柱两侧皮连同肉一起捏起。捏起之后轻提，然后慢放，不要松开手指，只需往上赶着皮肤再提前面的皮肤起来。一叠一叠地更换手下皮肤，这样一直捏到颈项的发根处。

以这样的捏法，每天捏1次，每次以刚才的顺序捏5遍，大概持续15分钟以上。平时捏的时候，可以从力度上来自行调解，有的人需要大一点儿力气，而有的人却要轻一些。通常，看脊柱两侧的皮肤是不是发红，有明显发红的颜色便说明刚刚好。但捏脊的过程要坚持，只有长期地捏脊，背部的经络群才会慢慢地活跃，而任、督二脉也就相应地得到打通了。

虽然说任、督二脉打通并不可能让人像武侠小说中说的那样能飞檐走壁、身轻如燕；但是，这对于人体气血的循行有着很好的帮助，可以让淤积的地方得到通畅，可以让失调的气血得以重新代谢。气血滋养身体，不淤不积的身体状态会让百病不留，从而起到最好的保健与养生作用。

想要不生病，按方法养经络

经络通畅，身体才不会生病，这是人人都知道的方法。而如何让经络通畅却不是所有人都明白事情，因此，按方法养经络就变得非常重要了。经络在人体纵横贯穿，如同涓涓河流，穿梭于身体各处。看似复杂的表象却各自有着自己的活动规律，只要能按照它们规律的时间顺序进行保养，就可以收到经络通畅、百病不生的好处了。

保养经络不是现代人发明的，在古代，它便已经被人们提到日常保健中来了。一天当中，人们按不同的时间来保养不同的经脉，用当时旧制的十二时辰来对应人体十二正经，从而让经络畅通。具体保养方法并不难，与现在的24小时对应起来，就可以让经络得到很好的调养。

早5—7点被称为卯时，这是大肠经循行的时间。大肠经专门负责人体废物的排泄。在这个时间，我们能保持一个好心情，就是对大肠经最好的保养。因为大肠与肺相表里，所以好心情可以让肺脏血液活跃，从而刺激大肠经排泄功能的增强；这样，人体毒素也就干干净净地排出体外了。

7—9点是胃经开始工作的时间，也正是吃早餐的最好时段。想要对胃经进行保养，就得学会适当地散步，同时进行按摩腹部来促进肠胃功能，这样可以让胃经循行通畅、消化力更强。

9—11点是脾经当主的时间，脾主升清、主血、主肌肉。只有脾的功能好，人体才会有良好的消化吸收功能，才会气血运达、胖瘦适度。在脾经当行的时间里，可做适量运动来健脾，同时注意补水，让脾有一个舒适的运化动力。

到了中午，也就是11—13点，它对应于心经，刚好是该吃午餐的时间。人在经过了四五个小时的运动及劳作之后，应该进行休息，从而为心经的循行让路，让它给身体补充能量。中饭吃得不要过于油腻，饭后不宜多动，静坐最有利于心经。

13—15点，小肠经开始分清排浊。想要保持小肠经的正常工作，午饭时间一定要准时，一般晚于13点的中饭都不利于小肠经。经常不按时吃饭还会引起小肠经的功能紊乱，从而带动其他经络紊乱无序。

15—17点，膀胱经开始为人体排除多余的水分和火气。此时，一定要注意多喝水，不要用碳酸饮料之类的来代替，清水更适合膀胱经，充足的水量能让膀胱经排泄掉小肠经所残留的浊物。

17—19点，肾经应时而动；肾为人体先天之本，保养上又要格外注意。肾喜湿，与膀胱经一样，多喝白开水，才能让肾脏充分滋养。同时也可通过泡脚的方式来活跃血液，让肾经更有动力运作。

心包经与心经不同，它在晚上19—21点开始循行，为心脏正常的血液代谢提供帮助。人适合安静，如果能练练气功，打打太极，则可更好地让心包经处于健运状态。

进入21—23点时，人应该睡觉了，这时，三焦经调动人体各腑之气，濡养百脉。所以早早入睡就是对三焦经最大的保养，身体会因此而受益。

到了23—1点的时候，胆经出来工作。这时，人如果能处于安稳的睡眠当中，就能保养人体的元气，让胆经气血通行。因此，保养胆经不需要太费力气，只需要用心睡觉就可以。

凌晨1—3点，肝经处于修复状态，肝经修复得好，人体血液就充足，新陈代谢才完全。而让肝经能最大限度地进行修复的方法，就是不要熬夜，在这个时间段内，保持深度睡眠是对肝经最好的爱护。

3—5点，肺经开始呼吸新鲜空气了。我们说过，肝生血，而肺运血，肺在得到新鲜的血液后，会源源不断地传递给人体各处，从而使人体得以滋养。肺经的保养除了需要好睡眠，还需要良好的心理状态，如此，人才会开始精神饱满的一天。

第二章 认识十二正经，打通健康的神奇通道

当气血不足时，不仅面子不好看，而且身体免疫功能也受损，五脏六腑皆无活力。这时，要在自己身上找『药』，首先要注意的就应该是足阳明胃经，因为《黄帝内经》说过："阳明经多气多血。"

气血不足——足阳明胃经是关键

人的生命以气血的运行而存在，当气血不足时，不仅面子不好看，而且身体免疫功能也受损，五脏六腑皆无活力。这时，要在自己身上找"药"，首先要注意的就应该是足阳明胃经，因为《黄帝内经》说过："阳明经多气多血。"

胃经是人体十二正经之一，也是身体经络中分支最多的经路，它从头到胸至腹，最后到达双腿。也就是说，胃经的循行关系着人体的全身，它如果出现不通、淤积等问题，人就会出现发烧、出汗、流鼻血、上火、不消化、腹胀、腿脚疼等症状。

胃经靠着胃脏强大的吸收营养功能，来为身体各处分发福利，因此，胃经通畅，人会气血充足、精力充沛。当胃脏出现消化不良时，身体所需的各种营养物质则失去保障，人的体力、气血就都不够了。

当然，胃经线路这么长，保养起来相对复杂。但对于气血不足的问题，可以从胃经大穴入手，那就是人体重要穴位之一——足三里。这个穴位一直深受人们的重视。有效地对足三里进行刺激，就能让胃脏得到良好的蠕动，增加胃内消化酶，从而改善消化不良的问题。不仅如此，刺激足三里还能增加人体红、白细胞以及血糖和血色素的数量。中医说"若要安，三里常不干"，也就是说每日对着足三里进行按摩，人体气血才能不断地代谢出新，人才能保持向上、阳光的充足气息。由此可见，针对气血不足这样的小问题，胃经固然是关键，而足三里穴又是胃经线路上的关键。

足三里穴位于人体小腿部的膝关节外侧下方3寸处，取穴时，可将膝部弯曲，自然垂地，然后在膝部突出骨位开始向下并四指即是。按摩手法也很简单，可用大拇指指腹直接按压足三里穴，也可将中指蜷曲，以第二节骨关节对此穴位按揉。按的时候要用力，足三里感觉到酸胀发热便可以了。这样每天按摩1次，每次5分钟左右即可。如果感觉用手指按摩有点儿累，也可以用按摩锤轻轻地敲打此穴位，功效也是一样的。

每天在按摩完足三里之后，要记得对胃经其他穴位进行一个有效的保养，这样才能事半功倍。可以用敲打的手法，一般不必整条胃经都敲打到。具体手法如下：端坐于椅子上，然后双手垂放于身体两侧，右手握空拳，左手自然伸展，手心面朝向大腿；先用左手开始顺着大腿的根部向下来回地搓，而右手则跟着用力敲打腿部；这样做10分钟之后，再右手伸开，左手握着拳，继续做10分钟。

除了以上按揉、敲打胃经的方法，我们还可以用推腹的方法来对胃经进行良好的护理。推的方法非常易于操作：端坐或者仰卧于床上，然后用双手大拇指从心口窝的下方开始，以心口窝为中间点，两指分于左右，间距宽为2寸，一起沿着胃部推向小腹处，这样推动5~10分钟的时间即可。不过，应该注意推的时候，不能是刚刚吃完饭的时候，一般可以在饭后1小时开始。这种推腹既适合老人也适合小孩儿，可以说一家人都适用。

如此一组简单的胃经按摩法，不但能促进胃部的消化吸收，更能补养人体气血，坚持的时间越长，人的胃口就越好，气血就越足。因而，中医一直对胃经养生有着自己的偏好，认为经常按足三里，经常推按胃经，就能让人气血充足，保持年轻体态。

清除宿便——手阳明大肠经是人体"开塞露"

说起排宿便，女性可能更加热衷一些，认为排宿便可以减肥还可以光洁皮肤。其实不只是这样，清除体内宿便不仅可以让人外在好看，而且能让体质增加，有效减少各种上火、起痘、牙痛甚至是热病等症。正因为如此，现代人才更倾向于排毒、清宿便的事。

既然说到清除宿便的重要性，就不得不提手阳明大肠经了。它由我们食指的最顶端开始，沿手指向上，从臂前外侧直接进入肩部，在背部大椎穴处左右经络相交，最后络于肺脏。因为大肠经是比药物还灵的排宿经络，所以，大肠经与人体头部关系密切，牙齿、鼻子、眼睛等方面的问题都可在大肠经上找到自医"药"点。

而这些仅仅是大肠经功能的一部分，因为它最重要的作用在于与肺相表里，直接约束人体下半身腹痛、便秘、泄泻等症。这是因为胃经通过消化吸收为人体输送营养，而所产生的残留与废弃之物，则由大肠排出。肺内浊气，也全部通过大肠经来进行外排。因此，大肠经如果不通，则人体肯定会毒素淤积、上火、起痘等。《黄帝内经》就讲："大肠手阳明之脉……是动则病：齿痛，颈肿；是主津液所生病者……"《金匮要略》则说："大肠有寒者，多鹜溏；有热者，便肠垢。《脉经》说："大肠有宿食，寒栗、发热，有时如疟状。"这些明确地告诉大家，当大肠经产生了堵塞或者寒热不适之后，要么拉肚子，要么便秘，自然宿便生成，最终致使人体生病。

一般情况下，大肠经不通在自己的手臂上是可以摸出来的，因为它循行于人体左右两臂，当体内有宿便时，你用一只手来逐步按摩手臂，就会感觉到有酸胀的地方。这是疾病在告诉你："此处有废物堆积。"知道了疾病所在，自然就容易为自己开药方了。只需自己按摩大肠经，越痛的地方越要大力按摩，宿便就可以顺利排出，然后带给你畅通活力感；所谓"无毒一身轻"，也就是这种感受了。

按摩大肠经很方便，寻找大肠经线路时，只需要自然地将一侧的手臂垂直放下，然后另一只手握成拳状，轻松地敲打整条手臂，便是为大肠经按摩了。敲的时候最好在早上5点到7点之间，这个时间是大肠经最活跃的时刻，进行敲打按摩就会更有效地刺激它的功能，从而为你清除体内宿便。每次敲打持续的时间一般要长一点儿，以10分钟左右为宜；而且在敲打的时候应该是从下往上开始，如果是从上向下，则会起补大肠、止腹泻的作用，这就是中医所讲的"逆泻顺补"原则。

同时，敲打完大肠经之后，可辅助上廉穴、下廉穴来进行肠道疏通。这两个穴位是大肠经上的散热穴，不但能除各种头痛，而且能清肠，对痔疮等问题都很有效。下廉穴取穴时，可伸直前臂，从侧面找阳溪穴和曲池穴，它们连线正中间的位置便是下廉穴了。按摩方法可以用拍打法，手指并拢，对着穴位拍打，力度适中，保持2分钟左右即可。上廉穴采取相同手法，它在曲池穴的下方3寸处，也就是四指并拢的下方，和下廉穴一样进行中等力度的拍打就行。这两个穴位每天拍打2次，能非常好地清除体内淤积，排出身体毒素。

平时，除了整条大肠经之外，也别忘了开发其他穴位的单独功用。比如，当你产生便秘症状时，不妨找准食指尖内侧的商阳穴。商阳穴在食指的第一节，指甲下方的内侧边缘位置，专门治疗大便秘结、便不出来。要想启动这味身体之"药"，只需用自己的指甲掐在该穴位上，反复几次，便意强烈，大便自然排出。正是因为这样神速的效果，它才被大家送了人体"开塞露"这样一个美称。

失眠心烦——足少阳胆经轻松搞定

人体情绪有时并不单纯受外界事物影响，当体内发生不适时，人也会心烦意乱，还会失眠多梦。这会引起人体心理的不安情绪，从而使人烦躁、不安、口苦，甚至是唉声叹气。这样时间长了对身体可不好，轻则皮肤无光、面色晦暗、头痛眩晕；重了就会出汗、打战，甚至关节疼痛。遇到这样多病又内理复杂的问题时应该怎么办呢？

我曾经遇到过一个这样的女病人，没有具体病症，但就是睡不好觉，她自己总结说："我睡不好是因为白天人不舒服，总感觉心里不安，嘴里发苦，可是想想又没什么事惹着我；就这样持续了好几天，人都变得没精神了，觉得全身都有病，一动哪儿都是疼的。"我在为病人做检查的时候，就发现她的腿部结节有3处，而且敏感点很多。我问她："腿部感觉麻不麻？"她坐在那里想了想，说："平时只感觉全身各关节都疼，但没关心具体感受，你这一提，真的感觉麻了，特别是腿的外侧。"

这样，我就找到了病根——典型的胆经不通。于是，我为她进行针灸胆经线路，从下往上，针到大腿之后，她就明显感觉到了心里的放松，又长长地叹口气，说："我现在感觉心里轻松多了。"按着这个法子，我又为她灸了2次，然后告诉她回家自己敲胆经。她按我教的方法，每天1次，没过多久，人就好起来了。

足少阳胆经是人体身上循行路线最长的经络，它起于眼外角的瞳子髎穴，然后从额头一直到耳后，再由此至肩部后方进三焦经，沿胸中穿过，通过腿部，结束于脚趾第四趾外侧。它不但穿三焦经，更联络肝经、心脏等脏器。因此，胆经不通时，人会心绪不宁，会有虚证、失眠，更会表现出肢体麻木的症状。我们都知道，人没有胆就会害怕，而胆经正是主决断的器官。胆经不通，自然人就心绪难宁，产生各种不安。《黄帝内经》说"凡十一脏，取决于胆也"就是这个意思了。而胆又与肝相互为表里，所谓"肝胆相照"，正是由此而来。肝主血，当胆发生不通时，就会影响到肝的血液代谢，于是，人的面色就变得难看。

自己敲胆经就是安抚情绪的最好方法，敲的手法很好掌握：身体端正平坐于椅子上，然后一条腿抬起，放在另一条腿的上面，同侧手握拳，从屁股处开始沿着大腿向下敲打，直到膝盖处。这样敲1遍大概需要1分钟左右的时间，反复多敲几次，然后换另一条腿，按此法继续敲即可。

胆经穿于胸，胸前的部分不好敲，自己可以取膻中穴来敲打。这个穴位是心包经的一个穴位，但与胆经相重合，敲打它也相当于敲胆经。它在人体乳房正中间的位置，敲打时只需手握空拳轻轻敲击即可。最好有节奏感，这样会减少压力及不适，敲打3分钟左右为宜。

有的病人会反应：敲打了胆经之后，原本睡不好，现在更睡不着了。这不是敲胆经的问题，而你没有正确地处理肝胆的关系。因为肝主血，而肝与胆互为表里，所以如果肝有问题，你就会越敲越睡不着觉。在敲打胆经的时候，你应该同时处理肝经的问题。这时，你可以在敲完胆经后，对大腿内侧的肝经以及脚上的太冲穴进行按压，这样，失眠的问题就能轻松地解决了。

不过，敲胆经还要注意一点，那就是力气不可过大，因为胆会分泌胆汁，如果敲得太重了，则很有可能会出现青乌块。一般，初次敲胆经会有酸痛感，慢慢敲打到皮肤发红就可以了。女性在月经期间不要敲胆经，有肝脏热症的人也要慎敲胆经。只有做到对胆经的完全了解，才能让它成为主决断的主导之官；这样，你自然也就不会心烦、失眠、不安了。

激素紊乱——手少阳三焦经可帮忙

激素是人体代谢、生长以及发育繁衍的重要内分泌物质。当它正常分泌又能正常代谢的时候，人才会慢慢成熟，所有人体功能才能正常，特别是生殖功能。也就是说，没有激素的正常分泌，人体就没有办法呈现性别上的变化与生理活动。因此，如果激素紊乱，你很可能就要面临麻烦了。

当然，人体有不同的经脉，它们能解决人体不同的问题，克制激素紊乱的方法自然也不会少。拿手少阳三焦经来说，它就是调理激素紊乱的好帮手。三焦经分为上、中、下3个部分，起于人体无名指的最末梢，由此上行，到腕关节，然后沿它上行至背部，再回行于上臂，然后穿过臂部肘关节处，绕行锁骨缺盆穴，在胸腔散开，下行穿过膈肌，这样就形成了上、中、下3个本腑。

三焦经最能调理五脏六腑的问题，因为它善于升降气机。三焦经如果不通，人就容易出现气滞血阻、出血、腹胀、胸闷、情志抑郁等症候。而这些都会影响人体激素的正常分泌，因此，激素紊乱首先要调的就是三焦经。中医甚至说"善治三焦可愈百病"，这足以说明三焦经对于人体的重要性。

之前，我遇到过这样的女病人，已经36岁了，可因为工作忙，又不重视身体护理，所以下巴上总起痘，大便不好，而小便又总是尿急。为此，她排毒的药也吃了，祛痘的化妆品也用了，可效果却微乎其微。不仅如此，随着各种症状的加重，她开始变得多梦，而且气短胸闷，连月经也不能按时而来，最终，她选择了找中医调理。

我在了解了病人的生活和工作情况之后，发现她长期思虑过重，心理压力也大，因此，内分泌失于调理。这就是我们所说的激素分泌紊乱。于是，我建议她调理三焦经，并为她用针灸和艾灸相结合的方法，做了1周的三焦经疏通。很快，她脸上的痘就蔫掉了，而睡眠也越来越好。当然，我知道调理并不是一朝一夕的事，所以我教她为自己做按摩，每天对三焦经进行按摩。又过了1个月的时间，病人已经完全感觉不到心理与身体的不适了。她自己都好奇，问我："为什么你不给我排毒，却帮我调三焦经，而且还这么管用呢？"

其实这再简单不过，我们都明白一个道理：人起痘，并不一定都是毒素引起的。比如说激素的紊乱，如果它在该分泌的时候不分泌，在不该分泌的时候却大量分泌，就会让人起痘，就会让大小便不利、经期不正常。调好了它，痘痘与其他问题自然就好了。在平时，女性不妨多为自己调理三焦经，这样不但可以有好皮肤，而且正常的激素分泌能让你保持年轻。

调理三焦经并不困难，通常自己可采取按揉或者敲打的方法。将自己的一手曲肘朝上，手掌伸开，另一只手握成空拳，以虎口处朝着弯曲的手臂外侧轻轻敲打，遇到不好敲的地方，就改用手指来按。力度保持自己可以接受的程度，如果遇到痛点，就要忍住疼，把它敲开。自己感觉有身体不适的人，可寻找相应的穴位进行重点调理，比如，支沟穴、耳门穴、肩部，给予它们多些按摩，会有效地防治疾病。

调理三焦经最好的时间应该是在晚上的9点到11点之间。在这一时段，三焦经的气血最为旺盛，对它进行调理就能有效地升降气机，令气血通顺，从而促进激素的正常分泌。因此，晚上的作息很重要，应早点儿入睡；而且不可以在睡前生气，以平静的心态进入睡眠，三焦经才会更加调畅。

体湿有毒素——足太阳膀胱经显身手

有体湿的人，往往会表现为体虚肥胖、舌苔厚腻、尿浊黏滑，有的人还会腹泻、大便不畅，腰疼腿酸等。这些是体湿不运造成身体机能的代谢障碍。而有体湿的人体内又往往有毒素堆积，当然也是因为湿气阻滞导致的。所以要调理身体的体湿、毒素问题，就要从足太阳膀胱经上求药方。

曾经遇到过这样的病例：一个年轻的小伙子，皮肤白腻，体型虚胖，人的精神状态非常萎靡。我问他哪里不舒服，他说："具体感觉不出来哪里不舒服，但就是容易疲劳，每天都觉得全身发沉，可我明明这么胖，又没干力气活儿，这到底是怎么了呢？"我问他："大便怎么样？"他咧嘴笑了笑，说："虽然每天都便，但很烂，而且有便不尽的感觉。"我给他号脉，发现脉象濡滑，再看下舌苔，也是一副滑腻的样子，有明显的齿痕。这些是体湿过重的表现，身体痰湿滞留于体内，于是，体液的代谢发生了阻碍，从而造成身体湿气、毒素的积滞。

我安慰小伙子说："没什么大问题，调理一下吧。你现在的胖不过是虚胖而已，调理调理不但能增力气而且能减肥。"小伙子立刻就问："要吃中药吗？我对那个味道有点儿接受不了。"他的担心当然是多余的，这种病完全不用吃药，从自己身上就能找到"药"来用。于是，我告诉他："回家让你的家人帮你每天按揉后背，然后自己对着小腿肚子下方的正中间点用力按揉，不要怕疼，慢慢疼的就轻了，到那时，你的问题也好了。"小伙子显然听得一头雾水，但还是将信将疑地走了。大概过了一个半月的时候，小伙子再次出现在我的现前，与之前判若两人。他说："真是神了，我平时就这样按摩一下，什么药也没用，可大便居然成形了。第一次看到自己成形的大便时还有点儿受宠若惊，感觉太不可思议了。你看我现在，有精神，体重都减了2千克。"

这当然是意料之中的事，因为我让他按的就是膀胱经。膀胱经起于我们眼睛内侧的睛明穴，从这里经过头，下行至脖子、背部、腿部，然后一直到达脚部小趾的末梢，也就是至阴穴。膀胱经在人体左右各有1条循行路线，总计134个穴位，主管多种病症，包括：眼痛欲裂、腰背疼痛、发热怕冷、鼻寒头痛等。除了这些，它还能解决涉及神志的问题。因此，膀胱经对于人体非常重要，而体湿、毒素这点儿事，对它自然也就是小菜一碟了。

对体湿病人来说，膀胱经要尽量多揉，可背部又揉不到，那只好让别人帮忙。但是单纯想要祛湿、排毒又想恢复活力的人，不必这么麻烦，只要每天按按小腿肚子就可以了。这里到底是什么穴位呢？它就是膀胱经的承山穴。

承山穴的位置处于小腿肚子的稍下一些的正中央，也就是小腿两块肌肉突起的凹陷点。中医之所以为它命名"承山"，是因为它承接着人体所有的受力点，腿部的筋、骨、肉都在这里结成一个纽结。我们站着的时候，全身的重量都加载于此，其压力可想而知。所以按揉它能有效地分解身体的压力，从而缓解疲劳。当然，它的另一个作用堪比"红豆薏米粥"，即具有强大的祛湿效果。因为人体阳气最充足的经脉都在这里经过，它集众阳于一身，从而有效地为膀胱经输送阳气，排出多余的体内湿气。

按摩承山穴并不困难，只要用力就行，没有一定的力度就无法对它产生刺激。按下去之后，能感觉到有酸痛感就可以，反复按揉，直到它变得不那么酸疼了，这就意味着身体的湿气大门已经打开，湿气正在顺利地排出体外。但一定要记住，不要按按停停，再疼也要忍着，要一气呵成地按上5分钟才行。一般情况下，按承山穴之后，人就会感觉身体发热，会微微出汗，不用担心，这就是承山穴在挥发它的阳气，排解体内湿气。成功地祛散了体内的湿气，阻滞、堆积的毒素就同时解决了。这是一个自然而然的过程。因此，想要祛湿、排毒的你，就好好地利用膀胱经带给你的身体之"药"吧。

头痛脑热——手太阳小肠经最有效

人吃五谷杂粮，难免会有头疼脑热的小病，如果一有这样的小问题就奔医院就吃药，显然不符合人体养生的法则。所以，当你感觉到身体出现因上火而导致的头痛、体热时，不如在自己身上的手太阳小肠经找找"药"。中医讲"小肠主液"，因此，那些上火、头痛、发热的疾病多来自于小肠经的不利。

有的人就经常出现这种问题：爱上火，一上火就生口腔溃疡，甚至是舌尖红痛。其实，这就是小肠经受心火所扰，体液不足，从而产生了热症的缘故。这时，只要循着小肠经进行按揉、疏通，再多喝点儿水，体内的热火就顺势被导出体外了。

我的邻居老王就是这样一个人，平时经常捂着腮帮子，声音也很低沉。只要看到他这样，邻居就都知道：老王又上火了。但邻居以及老王自己都认为，这是再正常不过的事了，因为他是单位的领导，平时工作挺忙，管的事不少，遇到事情多时当然就焦头烂额了。可是随着这个频率越来越高，老王有些不淡定了。有一天，他遇到我，便问我："我怎么总上火呢？这是不是身体不正常啊？老是头痛不说，连小便都发黄了。我是不是应该去医院做个体检？"我拿过老王的手臂，在他手掌往上沿小肠经按过去，就听他"哎哟，哎哟"地叫个不停。按到后溪穴、支正穴、小海穴时，都有高度敏感点。按完一遍之后，我才说："你看看，你身体都这样了，能不上火吗？"老王惊讶地问我："你给我按的是什么穴位啊？疼死我了。这是哪里出了问题呢？"我说："你这是心火下移于小肠。你现在就应该调理小肠经，从手到肩，这一段都勤按按才行，单独按一个穴位已经解决不了问题了。"

小肠经是与大肠经比较相像的经络，只不过它更靠后，人们总感觉它的作用就是负责排便。真这样想可就错了，它从我们的小指开始一直沿着手腕、手肘、肩膀到脖子，最后止于耳朵。这一段距离虽然不长，却最能疏通经气、放松上肢压力、清热宁神。中医讲："小肠经升清降浊。"这就是说，它会把人体需要的送于身体，而将不需要的排出体外。如果心火过旺，小肠经又不能疏通，那么人岂不是要上火吗？

当然，平时调理小肠经也并不麻烦。一般从小指开始向上按揉，少泽穴、前谷穴一直到阳谷穴都是祛热清心的好穴位，捏揉起来又方便。它们处于小指到手掌的边缘侧，每天不管什么时候有空闲，每个穴位揉上1分钟，就已经足够。沿着手掌边侧向手臂的外侧上行，这一段会有养老穴、支正穴以及小海穴等。对这些穴位进行按揉不但能泻热，还能促肠胃蠕动，令身体气血通畅。其中，小海穴最能通经络，一定要多揉，每次揉3分钟，让它充分发挥疏通经络的作用。不过，再往上到了肩膀、脖子这一块时不好按揉，但可改用敲打的方式，用按摩锤或者空拳都行，力度不要过重，感觉自己能承受就好了。每次敲打持续3分钟以上的时间，效果会很理想。

头痛、头昏，甚至是耳朵嗡鸣的人，可以在小肠经上寻找听宫穴，它在我们面部后方、耳朵前方、下颌骨髁突部分的后面。只需张大嘴，脸部与耳朵连接的地方就会出现一个下陷点，这里就是听宫穴了。按摩它不但能宁神志、清头痛，还能利耳窍听力。所以自己平时多按按，就能很好地缓解上火、头痛等问题。

老王按照我说的方法，每天对小肠经进行按揉、敲打。过了好长时间，有一次，我看到他正与邻居聊天，便问了句："现在还上火吗？"

老王笑起来，说："自从按了小肠经，我是吃嘛嘛香了，这可要好好感谢你。"这就是小肠经带给人体的"药方"，让你头不痛、心神爽，轻松灭掉心火。

消化不良——足太阴脾经运化能改善

消化不良、胃胀腹满、食欲不振的问题大家都遇到过吧？这些很可能就是足太阴脾经运化不利所带来的后果。脾经作为人体消化的"发动机"，它运化好不好直接关系到胃内食物的消化。这是因为脾主运化，在十二正经当中，脾经就是人体营养的"运输队"，如果这条经络出了问题，身体的营养供应就要不足了。因此，只有脾经通畅、运化功能正常，我们才会有一个好胃口，有一副好身体。

在日常的接诊过程中，我经常会遇到消化不良的病人，而张老师就是其中一位。他是中学老师，带毕业班，平时工作很忙，所以经常为了给学生批改作业、辅导功课而加班加点，办公桌前一坐就是十几小时。这样一来，他吃饭就变得不规律，一顿饱一顿饥的。渐渐地，他家人感觉到了他身体消瘦，而他自己却没有一点儿食欲，吃下去的东西老感觉堆在胃里，消化不动。家人都吓坏了，先为他做了胃镜等全面检查，还好并没多大问题，只是有点儿胃炎，但不至于影响正常生活。医生给他开了点儿药，并且告诉他腹胀时可以吃点儿消食片。结果，张老师从此与消食片联系在了一起，每天吃饭前必定要先吃消食片，不然就会腹胀不消化，堵得胸闷气短的。但身体就是这样，对一味药物产生依赖之后，往往会使自己原本的动力减弱，同时产生抗药性。因此，张老师的消食片越吃越多。爱人看不过去了，说："这样下去，以后不用吃饭，只剩吃消食片了。不行，你得去调理身体。"于是，她好说歹说将张老师拖到我面前来。

我看了张老师的体检报告，又给他号了脉，确实身体没太大问题，但亚健康的状态已经显现出来。我根据治胃、健脾的原则，为他打造了一个促进脾经运化的方法：每天直立站于空地，双脚合并，左右手一上一下呈自然分开状态，但不要距离太小，中间要有二三十厘米的距离，手掌自然伸展，这就像练太极拳时的样子。然后，上方的手掌轻轻地向上抬，一直超过头部，再慢慢地从体侧放下去。与此同时，与手同侧的脚也跟着抬起来，再慢慢地放下去。接着，换另一侧的手和脚，按刚刚的样子继续抬起放下。如此左右各1次为1组，每天做50组。张老师倒很乐意接受这个方法，自己说："每天写教案写得胳膊、背部都发酸，这样活动一下不但能治病，还可以锻炼身体，再好没有了。"所以，他回去之后很认真地做，一直坚持了2个月，再回来复诊时已经完全不用服消食片来帮助消化了。

这个方法，其实就是对脾经运化的一次促进。脾经起于脚部大脚趾的末端，然后沿着脚一直从腿部内侧向上，入于腹部，然后从腹腔一直到胸部，至食管伸展到舌根的下面。这条线就是脾经循行的线路，如果脾经不通，则不但影响消化，还会引发嗳气、舌根强直以及妇科疾病等问题。中医就认为，虽然胃负责吸收食物的营养，但是脾负责向身体输送胃所吸收的营养，如果脾经无法将这些营养运出去，胃就要堵得满满的，也就要消化不良了。因此，脾经的作用要比胃更加重要。

不过，脾经分布营养就需要通畅的线路，不良的饮食习惯、缺少运动等都是引起脾经不振的病源。这些会让脾经失于调理，从而无力为营养输送发挥作用，致使体内水谷积滞。强化脾经运化功能，才是改变人消化不良问题的首要任务。这也是很多中医，在人没有胃口的时候却总是通过健脾来治疗的原因所在。

我教张老师的那套健脾方法，平时没有问题的人也可以自己来锻炼一下，这样能更加促进脾经的功能。但从体力与精力上来区分，建议老年人做的时候可靠墙或者在有保护后盾的情况下进行，这样能保障安全性。而年轻人则可以尽量把手、脚抬到最高限度，这样每天做10~20组便可以了。开始时，可能很多人会不习惯这种一侧手、脚都抬起的感觉，因而不协调，但等到慢慢熟练之后，就会发现，不但消化功能增强了，而是四肢的协调性得到了加强，绝对是内外兼修。

咳嗽气喘——手太阴肺经让你呼吸通畅

咳嗽、气喘是生活中最常见的病症之一。感冒了，发热了，哪怕是天气一下子变冷了，都会引起人们不同程度的咳喘。而咳嗽这种事又离不开肺脏的问题，因而手太阴肺经，在治疗咳嗽、气喘方面，是真正有效的专治"药方"。

手太阴肺经起于腹部中焦，向下沿着大肠绕行，然后回到胃部上口，从肺脏穿出，走胸壁上方到腋下，顺胳膊的上臂外侧走对手掌大拇指的外桡侧。所行穴位共11个，左右相加共有22个。肺经一旦出现不畅，那就会引起咳嗽、气喘、咽喉疼痛、心烦、肺气胀满、小便频繁等问题。

前段时间，有一位母亲带着7岁的儿子来看病，孩子咳得厉害，可是挂盐水、打针都不起什么作用。那位母亲着急地说："医生，我孩子这是什么病呀？这样咳下去，吃不好睡不香的，人都瘦了一大圈了。"我听听他的肺脏，声音发嘶，略带沉重，但无明显炎症。我再循着他的肺经一路寻找，当按到太渊穴的时候，孩子就直叫疼，这样我似乎就得出结论了，孩子的肺经出了问题。果然，我再按他的孔最穴，没想到孩子叫得更响，手一个劲儿地往回缩。母亲在一边看着着急，问："医生，是不是有什么问题？"我笑起来，说："不用担心，这就是孩子自己身上的'药方'，你按着我给他按的这两个穴位，回去每天按摩几分钟，过几天就会好了。"

那位母亲看起来将信将疑，但又看到我为孩子按摩这两个穴位时孩子的表现，便什么也没说，带着孩子回去了。过了1周，她就回来了，说："医生，我儿子咳嗽真的好了很多，一天咳不了两次，不过儿子现在死活不让我给他按了，怎么办呀？"这还真是第一次听到，就算是孩子，如果病情能减轻，他就会感觉到身体的轻松，因此不会这样排斥按摩的。我便拉过孩子的手臂来看看，结果把我吓一跳，原来那位母亲下手太重了，孔最穴都被她按青了，我开玩笑地说："孩子是你亲生的，不要下手这么重呀。"那位母亲自己也不好意思地笑起来。

《黄帝内经》说"肺是相傅之官"，意思就是它主持身体的大局，相当于现在的国家总理之位。它要是不安，身体怎么可能安定呢？那个孩子就是受寒引起了感冒，从而肺气不足，无力驱散风寒，才会咳嗽不停。而肺经上的孔最穴、太渊穴是最能治疗咳嗽、气喘的穴位，对它们进行按摩，也就等于直接打通了肺经，让人体肺气得以顺利排解。太渊穴位于腕部的横纹桡侧，以大拇指用力下按即可，每次按3分钟。而孔最穴位于前臂掌面的桡侧，沿太渊穴向上7寸的地方就是，与太渊穴的按摩方法相同。不过，自己在按摩的时候，千万不要像那位母亲一样，下手太重并不是最好的治疗方法，成年人以自己能承受的力度为主，每天按摩3~5分钟就好。

而且，就算平时没有咳嗽的人也应该多按摩肺经，这样能有效地疏理肺经经络，预防感冒、咳嗽。按摩的手法比较简单，自己直立坐于椅子上，挺直腰背，双臂放松垂直，然后一手握空拳，沿着胳膊从上而下，轻轻捶打，两侧各捶1次，共持续5分钟左右的时间。如果有家人帮忙，则可放松身体，让家人为自己捶打脊背中央的两侧，从下向上反复进行，捶30次即可。

不仅如此，在平时还要注意多喝水。喝水能让肺部保持湿润，从而使呼吸自然，因此，每天充足的水分必不可少。再就是运动。运动不但可以强体，而且能利肺，肺的活力来自于锻炼。每天能进行慢跑、散步等运动，可以让肺部活力更强，让肺经更加通畅。

腰疼胸满——足厥阴肝经为你来疏解

肝脏是人体主血的器官，《黄帝内经》称之为"将军之官"。它一方面主人体气血，一方面又调理人的情志。当人发怒生气、抑郁不乐时，肝就会产生不同的症状，人要么面红耳赤，要么面黄萎靡。这都是肝脏血液过冲或者肝不能养血所导致的。而足厥阴肝经作为肝脏之血的循行路线，所涉及的问题叮将肝所能引发的病症都囊括。

足厥阴肝经起于大脚趾指甲下方的大敦穴，沿着脚内侧向上，从内踝处一直过小腿、大腿入阴部环绕生殖器，然后从小腹部向上，于胃下两侧绕行，最终通过咽喉、鼻子、眼睛、前额，于头顶处结束。因为肝经络于胆，与肺、胃、肾、脑都有联系，所以腰痛、胸闷、腹痛、疝气、抑郁等症都能有效治疗。

女性肝经不通的情况往往很多见，经常会有月经不调的女性病人来我这里调理身体；其实多是肝气郁结而导致的肝血亏虚或者血瘀。曾经有一位32岁的女病人，月经总不正常而且有血块，平时还老腰疼。她问我："医生，腰疼是不是妇科病引起的呢？可我做了检查，没什么问题，又做了腰椎的CT，也没发现病变，这是怎么回事呢？"我一边安慰她一边和她聊天，然后我就发现，她脾气火暴，她多次说道："为此我气得喘不过气来，胸口堵了好几天。"这就让我想到胸闷者必定是肝经瘀堵，而且经量过多又有气郁的嫌疑。

所以，我对病人腿部的肝经穴位进行按压，果然，她的肝经多处有结节，而且大腿内侧的肉都是粒状的，一按就疼不可触。这是明显的肝气乱动之象。一个人生气多了，发脾气多了，肝脏对血液的约束就会失去控制，因此，肝经瘀堵，月经不调，不是量多就是量少。我让病人回去按摩大敦穴，每天2次，每次3~5分钟，然后再沿腿内侧向上一直按摩到大腿根部，特别是对那些小肉粒，要逐步进行揉动，充分地将它们揉开。病人这样调理了半年的时间，她不但腰痛不犯了，而且经量也正常了。

其实，病人之所以会腰痛就是因为经气不利。月经不能正常行经，会让胸胁胀满、小腹疼痛，然后抵于腰部，出现痛不可抑的病症。治疗月经不调在某种程度上就是治疗腰痛的问题。因此，看待病症时，不能将病单独地分出来，它们之间都有着内在的联系；而肝经尤是如此。

就算没有腰疼、月经不调的问题，经常生气、经常胸闷也不是好现象。遇到这样的问题，我们就可以自己通过调理肝经来进行疏解。除了单个穴位的按摩，还能采取理气泻热法来调理肝血。具体做法就是：平坐于椅子上，将一只脚抬起放在自己的大腿上，然后用大拇指沿着脚的大趾和第二趾的中间向上推，力度可相对加大，如果有酸疼点，就要停下来揉开它。这样一直推到中封穴，也就是脚部的骨缝间。用不了多久，经常有郁结之气、胸闷难平的人便感觉心平气和了。

经常发脾气的人，除了给自己通肝经之外，还要学会为自己灭火。那就是在脚上寻找太冲穴，它在大脚趾与二脚趾骨缝连接的地方。每天对着这个穴位进行按揉，可以平肝泻火，镇静去烦。如果能长久地坚持下去，你就会发现，你不但不爱生气了，而且身体的生理周期也更有规律了。

只不过，初揉肝经的人，可能会不能忍受疼痛，特别在揉开大腿内侧肉粒的过程中，往往会有很多人看到自己的大腿变得青一块紫一块时，就产生了放弃的念头。但任何一个穴位都是如此，有病症它才会有反应。如果你怕疼不揉，就要一直胸闷不快了。如果实在怕疼，不妨就用手掌来拍打，从轻到重，慢慢加力。只有持之以恒，你才能看到肝经通畅带来的改变。

隐私疾病——足少阴肾经给你最好的呵护

一说到肾脏，人总会产生隐私之感，因为它更多地关系到性功能，从而让人羞于启齿。当然，肾脏很重要，相应的，它的循行经络也是关键的。足少阴肾经从脚小趾开始，然后从踝关节内侧到足跟部，然后经过小腿，沿着大腿内侧的后方穿过脊椎络于膀胱；再由腹前上行于胸部至锁骨处，穿过肝与横膈，入肺。最终从肺部到达舌根，其他支脉则各自络于心、肺等脏器。一般肾经不通畅，就会引起妇科疾病、男性性功能不强以及腰酸腿软、面色灰暗、心烦咽干、足心热痛等。而且肾脏与膀胱、肺、脾、肝都有相关，这也使得症状更加复杂。

我曾经遇到过这样一个病例：孙强是个学习勤奋又好强的孩子，原本考大学对他来说没有一点儿困难，但他却失利了。父母对此百思不得其解，可又怎么问都问不出原因，问急了孙强便一回身，自己出门逛一天。为这事，孙强的母亲很生气，对孩子的起居也变得怠慢起来，结果两天没有叫孙强起夜，再给他收拾房间时就发现，居然被子和床都是湿的。母亲越想越生气，说："你都多大了还尿床，难道要我一直叫你起夜到结婚成家吗？"孙强被母亲的问话弄得满脸通红，憋了半天才生气地说："你以为我愿意这样呀？可就是憋不住怎么办？要能管住自己，我早考大学出去了。"孩子一句话，父母才意识到问题的严重性。原来，孙强从上了中学之后，就多出一个尿床的毛病来，父母以为是孩子压力太大了，平时学习又睡得晚，所以为了不让他分心，就每天晚上按时间叫他起来小便。可没想到小病没治，最终却耽误了孩子的前途。他之所以没有考上大学，只是因为怕尿床。

后来，孙强的母亲带着他来看中医，我为他号脉之后发现，明显的软而虚弱，这是肾阳虚的症状。一个人肾阳不足，则小便频数，下肢厥冷，甚至会阳痿。因此，我为他艾灸太溪穴，再按涌泉穴。孙强说："感觉有一股暖气从脚底散出来了。"于是，我将这两个穴位告诉孙强的母亲，让他每天为孩子按摩太溪穴加涌泉穴30次。过了十多天的时间，孙强的母亲就来报喜了，说："孩子已经不那么频繁地小便了，而且精神也比之前好很多，现在正在家里复习功课呢。"

这就是太溪穴的功效所在。它原来是足少阴肾经的原穴，最能激发人体的活力。多按太溪穴就是将肾经的气血进行疏通，然后让肾脏气血加强新陈代谢，从而使阳气充足。而与涌泉穴一起来按，就是为了将打通太溪穴后产生的气血储藏起来，这是藏血于涌泉的方法，能引火归源，有助于肾脏保养。

当然，肾经的线路很长，肾经之上可以治病的"药方"绝不只是区区的太溪穴、涌泉穴。想要补肾或治阳痿、月经不调等症，都可以采取补养肾经让肾气充足的方法。比如，有些男性总会因为早泄、阳痿的问题头疼，可是出于面子，他们说不出口，为此甚至会看小广告，听信偏方，结果只能是越治越糟。其实，最简单的方法就是从肾经上来找"药方"，那效果比起用药来得更轻巧又有效。其中，最堪用的穴位就是然谷穴了。它位于涌泉穴之旁内侧，自己按摩的时候，可将一只脚盘于另一条腿上，用大拇指按压然谷穴，每日按摩5~10分钟；也可以自己进行艾灸，每天1次即可。这样过一段时间，就能看到然谷穴的作用了。

然谷穴不仅能治男性的病症，而且对女性月经不调、下阴瘙痒一样有效，这都源于它平衡肾脏水火的功能。经常按摩它，就能补虚除热、消火降烦。有糖尿病的人，也可以按这个穴位。其作用之强大不输于任何穴位，因此，它才被称为人体"补药"。

心悸难宁——手少阴心经祛病邪

每个人都有自己的情绪，如果它们在可控的范围之内，则称为心理使然。而有一些情绪却是无法被自己掌握的，比如，心悸、心慌、忧虑、烦躁等，这些被中医学称为情志疾病。而与这些情志问题相联系的，就是手少阴心经。《黄帝内经》说："心者，五脏六腑之大主也，悲哀忧愁则心动，心动则五脏六腑皆摇。"因此，心悸难宁、心理不安，全都是心受到阻碍。只有调理心经循行路线，才能解决这些情志问题。

手少阴心经起于心脏，上行到肺，然后在腋下极泉穴而出，沿着手臂内侧下行，一直到手掌小指的外侧最后一指，即少冲穴而止。全线循行穴位并不多，左右各9个腧穴。但因为它关系着心脏、肺、小肠等重要器官，所以常会引起心痛、掌热、心悸、失眠、神志失常等疾病。

我就遇到过这样一个病人：年纪很轻，只有36岁，体格也不错，但就是睡不好觉，经常感觉出汗、手脚心发热；而且一晚上要起来上好几次厕所，小便不但少还发黄。她开始以为是工作太累了，所以休养了一段时间，但并不见好。不仅如此，还多出了心悸的毛病，就是感觉老不踏实，有时好好的就心跳突突的，整个人什么都不能做。这种感受显然影响到了她的正常生活，所以坐在我面前的时候，她张口就问："医生，我这是不是精神出了问题，或者得了什么大病？"这是典型的心神不安。我告诉她："不要想太多，放平心态最重要，我会帮你调好的。"

我在给病人号脉的时候就发现，病人脉象急促，又无定数，不过快而无力，此为虚象。而中医讲"心主神明"，像病人这种情况自然来自于心脏。于是，我沿着她的胳膊按压心经穴位，发现少海穴有小结节，拨动少海穴，病人觉得疼痛难忍。我问她："平时手臂没感觉疼吗？"她说："只有一点儿，感觉能忍受。"其实，这已经是心血不足的表象了。我再顺着心经向下按，又发现痛点增多，而且到了阴郄穴时，再次出现疼不可触的现象。这也就是病因了：心神不安、心悸炽热，皆来自于心经的堵塞不通。找到了原因，我便告诉病人如何自己疏通心经，让她回家每天按摩，一天多按几次。这样过了半个月的时间，病人已经变得平和很多，而且心悸的症状逐渐消失了。不过经络治疗是一个需要长期坚持的方法，因此，我嘱咐病人要回去继续按，哪怕是好了，平时也要多按按。

心经不通之所以会引发心悸、失眠等症，是因为心经堵塞了心脏的受血通道，从而经气不利。一般先是手臂内侧有痛感，然后手心发热，慢慢心经堵塞严重了，就会心失所养，从而变得心神难宁、心跳加速、心悸失眠等，严重的还会神志失常。而少海穴与阴郄穴是心经上比较重要的两个穴位，它们对于防治心血管病、去烦消悸都有着很好的作用，大家在遇到什么烦心事、睡眠不好等时，便可以对心经进行按摩。

少海穴位于胳膊肘关节横纹内侧的边缘部，找的时候简单，按的时候方便——每天用大拇指进行按揉。如果只是自我保健，每天1次就够了，每次按压3分钟左右即可。而顺着少海穴向下，会经过心经的灵道穴、阴隙穴、少府穴等，这些穴位都可做简单的按摩。到达手腕处横纹节时，由此稍微向上，也就是半寸的地方便是阴郄穴。这个穴位是藏在骨缝里面的，用手指按摩不太容易，可以用指甲来进行掐按，掐一下抬起，稍停再掐下去，如此反复，大约30次便可以了。

通常情况下，如果只是心悸不安、热燥，多按这少海穴和郄门穴就很管用。而如果想要自己疏通心经，则可以从腋下的极泉穴开始，以按、拍、揉、掐的手法交互运用。这样不但能打通心经，而且能打理手臂上其他经络的穴位，一举两得。

体痛心堵——手厥阴心包经保驾护航

手厥阴心包经是十二经脉中非常重要的一条经络线路。《黄帝内经》讲："诸邪之在于心者，皆在心之包络。包络者，心之主脉也。"由此可见心包经是生命的守护之脉。它可治体痛不适、胸烦心堵、喜笑不休、臂肘伸出不利等症。心包经与心经所治之症大抵相似，但又有所不同。它从胸部的乳房旁侧开始，走于腋下天泉穴，然后由手臂下行到中指的末端中冲穴结束，所循穴位左右各9个。但心包经暗行三焦，能通治上、中、下三焦病症，所以《黄帝内经》称其"包治百病"。

我听自己的老师讲过这样一个故事：他在年轻的时候，对于医学——特别是中医——根本没有一点儿喜爱。但是他在22岁的时候，恋爱方面出了点儿问题，然后与女友分手。因为当时不像现在这样开放，分手的现实让他感觉很没面子，所以开始变得意志消沉，工作也没心思。慢慢地，他不知怎么就开始胸口发闷、憋气，有时因此堵得喘不过气来，整个人像要炸掉一样。当时，他就职于一家出版社，工作压力还是很大的，这样的状态让他没有办法工作，于是请病假休息，可休息了一个月也没什么改变。他父亲便说："这样下去也不是个办法，我带你去看医生吧。"于是，父亲带着他去找了自己的一个远房亲戚，这位亲戚是当地很有名气的老中医。

老中医为我的老师号过脉，了解了一下他的情况，便对老师说："天底下能有多大的事比健康还重要，你至于这么和自己过不去嘛？凡事要想开点儿。"一边说着一边在他胸部用力按压，老师只感觉很痛，可老中医并不理会他，越是痛得厉害，压的时间越长。这样压完之后，老中医又在他手臂关节中间揉了一会儿，然后取了针刺下去，没想到滴了几滴血之后，我的老师顿时感到心胸舒畅。他当时惊讶得不知说什么好，只说了句："神医呀！"于是，他从此下定决心，弃文学医，就跟着这位老中医从人体穴位开始学起，到了60岁的时候，已经是很有成就的中医大师了。

　　我的老师后来回忆说，其实当时老中医为他刺的不过就是心包经的曲泽穴，这个穴位最能调节心血；而自己当时之所以心堵憋气，不过就是因为思虑过度，从而引起心血供应不足。因此，在曲泽穴上进行放血，也就打通了心包经通往心脏的血路，从而让他气喘如常。

　　这只是一个偶然的小故事，但却很真实地告诉我们，心包经就是人体救命的重要经络；所以，保持心包经的通畅非常有必要。而自我调理心包经的方法并不难做，平时对心包经进行按压就是很好的调理方法。将手掌放在心包经的起始穴位，基本不用特别去找穴位的准确点，只要知道它出于胸、从胸部开始就好，这就是离穴不离经的按法。手掌用力，向下按压，按的时候，不要怕疼。如果疼得严重，就说明你的心包经堵塞严重。一般情况下，手掌要一点一点按过去，从胸到手，一定要两侧都按。按的时候，遇到痛的地方可以停下来，将痛点揉开、按透。只有这样，心包经才能真正地被调理通畅。

　　按压心包经结束之后，可对膻中穴进行按摩。膻中穴位于人体双乳正中间，双手交叠，平放在上面即可。如果感觉身体酸痛，那就同时配合命门穴、昆仑穴、膈俞穴一起来按摩。命门穴位于人体腰部，以脊椎为中线，第二节腰椎棘突的下凹陷处即是；而昆仑穴在脚部外踝与脚跟相连的正中间；膈俞穴则在背部第七椎棘突左右各1.5寸的地方，这个穴位最好找人帮忙按压。这3个穴位都能有效地打通心包经，还能缓解疼痛，是很好的活血化瘀穴位。

这样对着心包经每天按压1次，不但让人的精力充足，而且憋气、心堵的问题都会完全消失；非但如此，它更能对心血管的疾病起到非常好的预防作用。也正是因为如此，中医才说心包经是人体的救命之穴位；只有保持它的通畅，我们的生命才能高枕无忧。

第三章 腰酸、背痛、腿抽筋，快请这些『大药』来帮忙

很大一部分人将腰酸、背痛、腿抽筋看成与年纪成正比的必然产物，不相信自己通过锻炼就能减轻症状或者是治愈疾病；因此，大部分人采取放任的态度，很少有人直接从根源上去寻找减轻痛苦的方法。

治疗腰痛、膝盖痛的跪行妙招

很多老年人都有这样的感受：随着年龄渐增，腰痛、腿痛、膝盖痛，各种不适接连而至，让人苦不堪言。可很大一部分人却将它们看成与年纪成正比的必然产物，不相信自己通过锻炼就能减轻症状或者是治愈疾病；因此，大部分人采取放任的态度，很少有人直接从根源上去寻找减轻痛苦的方法。

朋友的岳母就是如此。据说，她自从进入70岁就天天喊腰疼，开始还做了很多检查，但并没有发现大的病变，于是，她与家人就开始不再那么关注疼的问题了。她自己还经常这样说："人老了就这样，不是这疼，就是那疼。"所以，她每天能坐着就不站着，能躺着就不坐着。可这种"保养方式"并没让她远离疼痛，前段时间，她又开始膝盖疼，走路、上楼梯都费劲。自己疼得不舒服了，就天天在孩子们跟前念叨："人老了不中用不说，还受罪，这样下去，真没什么活的意义了。"孩子们虽然嘴上不说，可心里也不好受：自己母亲一把年纪，也真不容易。所以朋友便来找我，问有没有治疗腰疼、膝盖疼的好药。我问了一下老人的情况，笑着说："'好药'在病人自己身上呢，要看她愿不愿用了。"朋友以为我开玩笑，便说："认真点儿，我可是真地在求你办事呢。"我收起笑，很严肃地说："我说的就是真的，你每天让老人跪着在床上来回走10分钟试试，不管用再来找我。"

朋友一副哭笑不得的样子，自己嘟囔着："这是什么药呀？"我就劝他说："别管是什么药，我只告诉你有效的。你让老人试了结果再问我原因，要不，说了你也不懂。"朋友不说话了，回去果然让老人跪着在床上来回走。开始，老人是一百二十个不高兴，说是"骗她"。可老人有时就像孩子，对新鲜的事也会感觉好奇，所以便在家里没人的时候自己跪在床上来回走。没想到走了几次之后，膝盖的疼痛好了很多，她嘴上不说，可每天加长了跪行的时间，自己有时可以跪行20分钟。过了半个月，朋友就发现岳母精神比之前明显好转，不喊膝盖疼了，上下楼敏捷得很，他就问："妈，你的膝盖还疼不疼啊？"老人一听就笑了，说："自从跪着走了之后，感觉膝盖一天比一天有力气，不但不疼了，腰也没有那么严重了；看来人有时就是要受点儿气才行。"

朋友对此是百思不得其解，打电话问我究竟是怎么回事。我倒笑了，其实人的膝盖和腰都是身体承重的重要部位，用力最多，使用时间久了，就像机器一样，难免会有磨损产生。而这时如果能得到血液的滋养，腰和膝盖就会减少很多不适。跪行的方法不过就是引血下行的一个招数。人跪着行走，血液很快就可充注到腰、膝处，气血通畅，疼痛也就减轻了。

中医认为膝是人体筋之束点，很多的筋都会从这里环绕、通过。而在脏器之中，肝主筋，同时肝又为生血脏器。跪行就相当于在刺激肝脏代谢血液，从而变成一次补肝充血的过程。血液越是充足，循行就越是充分，这样，人体不受血液滋润的部位也就得到了很好的濡养。

当然，有的人会害怕，说："我本来就有骨刺，再跪下去不是自己和自己过不去嘛？"其实不是这样理解的，骨刺之所以会产生疼痛，就是因为瘀血压迫了神经。跪行刚好能引血而过，打散淤积，那骨刺带来的痛感也就消失了。不仅如此，跪行还能减肥、治疗膝盖积水等。可以说，不管年轻的人还是年老的人，都可以通过这个简单的方法来达到自己想达到的目标。跪行经济实惠不说，还简单易行，每天晚上进行10~15分钟的跪行便可以。只是一定要记住，切不可在地板或者是硬的地方直接跪行，否则，膝盖骨就要受伤了。

腰背酸痛，委中穴可缓解

腰背酸痛是上班族最常见的问题，平时坐的时间长了，或者站得累了，都会引起不同程度的腰背酸痛。不但如此，腿部疲劳、坐骨神经痛也都是常见的不适病症。遇到这样的问题，你是求助于止痛药还是从自己身上找"药方"呢？我在这里就要告诉你，遇到这种事情，找到自己身上的一个穴位，便能完全解决，无须求医问药。

韩女士，今年45岁，是商场营业员。因为工作的关系，她一直有腰背酸痛的毛病，不久前更感觉小腿疲劳、伸张不利。这对她的生活与工作都产生了影响，于是，她找到我来进行治疗。我问她："之前都怎么治疗的？"她说："一般就是忍着，有一次实在痛得受不了，去做了推拿，但效果并不怎么好。"我看到她小腿处的青筋暴露很明显，这不只是疲劳，更应该有风寒侵袭的淤积症状。一问果然如此，她们的工作装都是短裙，一年四季穿着丝袜，夏天还好，到了冬天时，虽然室内有空调，可进仓库取货便只能冻着了。这样日久天长地积累下来，变成了一到冬天，下肢就感觉冷飕飕的。于是，我为她按摩小腿，同时艾灸委中穴；只灸了1周，韩女士便好起来了，而且她自己说现在腰背酸痛的问题也减轻了。我让她回家每天按摩委中穴，过了2个月，腰痛背酸也变得少起来了。

委中穴就是我要告诉大家的缓解疼痛穴位。在中医眼里，委中穴简直就是缓解腰酸背痛的一服良药，作用之大超出你的想象。它位于膝盖后方腘窝的正中间，属膀胱经的合穴。取穴时，一般只要将腿弯曲起来，膝后横纹的中点即是。这个穴位能散瘀活血、清热解毒，而且最能舒筋通络。凡是腰脊、腿膝出现风寒、发热等症状时，我们都能通过按摩它来缓解症状以及治疗病痛。

按摩委中穴并不复杂，有帮手的时候，可让帮手来给自己按；没有帮手也完全能自己动手。在按摩时，只需要坐在床上，然后小腿曲起，用2个大拇指直接按压在委中穴上，力度可稍微大一些，以有酸痛感为标准。然后用力下压，稍停一下再慢慢松开，这样压1次松1次算是1组，接连做20组。接着，用手握成空拳，以手背部轻轻敲打委中穴，最好是连贯敲打，以30次左右为宜。然后，再用大拇指的指腹分别按住左右腿上的委中穴，顺时针揉动10次，再逆时针揉动10次。如此，委中穴的按摩便算完成了。初次按摩委中穴时，如果痛麻之感严重，则可加长时间，用力地将它揉透。

有些患者风寒严重，又不会艾灸，这也不要紧。只需要在自己按摩委中穴时，于穴位上涂一点儿祛寒的药酒就行，这样对祛风寒的效果更加理想。平时就算腿不痛，也可以进行轻轻的按摩，它能让你腰不酸、腿不累，更加强身健体。当然，如果有时间，则可以将按摩委中穴的时间定在下午3—5点之间来进行，因为这段时间是膀胱经活跃的时候，对委中穴进行刺激，就能发挥更好的作用。

其实，艾灸委中穴是个很理想的方法，效果强于单纯性按摩，而且过程也比较简单。取艾炷直接来灸即可，可隔穴2厘米左右的距离，进行温度艾灸。一般情况下，每次可灸5~7壮，如果是用艾条，则至少要灸10分钟，这样才会更有效果。

不过，对于体质比较虚弱、长久生病或者贫血的人群以及孕妇，这个穴位不建议随便按摩及艾灸。按摩它有可有会引起流产以及失血等症。因此，在从自身找"药方"的同时，还要对自己的身体有一个全面的了解。

腿抽筋，就按小腿上的阳陵泉

腿抽筋的事相信大家都遇到过，就算没有，总也看到过、听说过吧？这虽然不算大病，可突如其来的腿部肌肉紧缩，不但让你疼痛难忍，而且会在关键时刻造成猝不及防的事件，比如，游泳的过程中出现腿抽筋而溺水。因此，不忽略小问题，才是保证生命健康无虞的好方法。那么，遇到这种腿抽筋的情况时，我们该怎么办呢？

王亮是我朋友的儿子，在学校足球队里非常有知名度。他平时除了学习就是踢足球，基本没有其他爱好。可是，他在一次联谊赛中腿抽筋，球队失利了，从而令全班的成绩从第一名的位置一下变成了第三名。为此，不只是足球队员们懊恼，全班的同学都说他关键时刻掉链子。为这事，王亮对足球产生了恐惧感，他也不明白为什么自己会经常腿抽筋，而且还是在那么重要的联谊赛上。

朋友看着儿子这样郁郁寡欢的样子，也是心疼不已，和我们说起儿子时，也是一副垂头丧气的样子。其他朋友们都笑，说："多大点儿事呀，给孩子补补钙，长身体的时候这很重要，特别是像王亮这样运动量大的孩子，钙质一定要足。"可朋友却说："查过了，不缺钙呀，而且每天都喝牛奶；主要是孩子老抽筋真的很痛苦，看着他那痛苦的样子，又不知如何是好，真是让人无助。"我拍拍朋友的肩膀，说："你早说想要个缓解腿抽筋的方子不就好了，我还以为你想为儿子的赛事改成绩呢。"一句话让大家都笑了起来，朋友却喜笑颜开地说："对呀！我怎么就忘了找你问方法呢。快告诉我，怎么处理腿抽筋的问题呢？"我想了想，对孩子来说，越是简单的方法就越好用，便告诉他，再抽筋时就按小腿上的阳陵泉穴。说着，我特别将穴位与按摩手法都一一教给他。没过几天，朋友就打电话来了，说："还真管用啊！昨天，我儿子的腿又抽筋，我便给他直接按了阳陵泉穴，没想到2分钟解决问题，这下儿子都感觉震惊了。"

其实，这没什么可奇怪的，阳陵泉穴是胆经的合穴，不但能调理胆的功能，还能调节胆经经络的通畅。而腿抽筋这种事，除了缺钙之外，再就是因血液不畅、肌肉紧张而起了。按摩胆经上的阳陵泉穴，刚好可以引血通经，让腿部肌肉和筋骨得以正常伸缩、运动自如。不仅如此，平时大家都会有不小心岔气的经历，这时，只要对着阳陵泉穴来按摩几下，保证手到病除；它的作用就是这么强大。

说起对阳陵泉穴的按摩手法，还真有点儿讲究，它并不是单纯的指腹按摩，中医称其为"拨动阳陵泉"。这是因为受阳陵泉穴的位置所限，它位于小腿部，以四指并拢，拇指分开，自然握在膝盖的盖骨下方，四指的末端刚好是一个高出来的小骨头，阳陵泉穴就在这块小骨头的下缘边上，它所呈现的形式更准确地说是一条筋，它就躲在筋的下陷处。所以想要触动它，就只有用拨动的方法才行。

拨动阳陵泉穴的时候，要反复来往，就像弹吉他那样，将这条筋来回拨弄。对刚拨动它的人来说，不会有太多的感觉，痛感不足，也无麻感，但不要就此停手，多拨动几次，甚至是反复不断地拨动，这时，你可以感受到，酸麻的感觉产生了，它会顺着小腿向下走，等它走到脚上时，那么胆经也就真正地打开了。如果感觉这种打开的方式有些慢，那么不妨在拨动它时，先用敲打的方式来敲打一会儿，再拨动就容易得多了。

小腿抽筋，耳朵和手部有"大药"

老年人在日程生活中似乎是小腿抽筋的一个常见群体，这是因为他们体内钙质流失得多，而且气血又常常不足，所以经常会在睡觉的过程中出现小腿抽筋的现象。不过，老年人要自己按摩阳陵泉穴似乎不太方便，这就要求采取更简单有效的方法。而在我们的身体上，用来治疗小腿抽筋的穴位可不少，除了前面讲过的阳陵泉穴之外，在手与耳朵上也同样有强有力的身体"大药"，按摩起来也方便快捷。

中医将抽筋称为"转筋"，《黄帝内经》就说过人之所以会出现转筋，就是因为"寒主收引"。老年人群往往是寒气积聚、阳气少的人，特别是腿部，老寒腿者居多。当晚上入睡之后，身体气血循环开始减慢，这时，小腿就会在缺少阳气温煦的情况下，而突然抽搐收缩。这时，如果用按摩手部及耳部的穴位来治疗小腿抽筋，就相当于引气血于寒处，调动体内阳气进行温煦。

那么，手部的治疗点在哪里呢？非常好找，伸出手掌，取无名指，第二、第三关节横纹处。这两点分别属于脾经与肝经，中医称这为"脾点"与"肝点"。《黄帝内经·素问》说："肝主身之筋膜。"也就是说，出现了转筋这样的事，自然是要找肝的敏感点来取"药方"了。而《黄帝内经》又说："食气入胃，散精于肝，淫气于筋。"意思就是食物吃入胃中之后，经过消化会将营养的部分输送给肝，而肝再将这些营养转化为气血来濡养筋膜。如此，脾与肝的敏感点就成了缓解抽筋的最有效部位。按摩它们时，只需要大拇指与食指对捏，用力进行揉捻，每个点揉捻2分钟即可。

而处于耳朵上的有效点是耳朵的神门处，即上耳轮内侧，此为膀胱经的敏感点。刺激它可以促进膀胱经排湿散阳，这样能让因寒气侵袭而造成的小腿抽筋得到有效的缓解。与此同时，耳窝外侧的肝、脾敏感点也要一起按，还有耳垂部的枕点。如此，手之脾点、肝点，耳朵之神门点、脾点、肝点、枕点共同作用，能轻松地活跃人体气血，调动人体阳气挥散；这样，小腿抽筋也就被及时缓解了。当然，耳朵处的按揉肯定不方便，可用搓捻的手法，在耳轮内侧，由上而下，一路4点便可以同时进行了。

膝部疼痛，膝眼穴上促气血

俗话说："人老腿先老。"这意思是说，每个人身体上的器官最先显示老化的总是腿部。这话倒不无道理，因为人随着年龄的增长，气血的运行不再那么顺畅和充分，而腿——特别是膝部及脚——作为末支部位，就会开始气血不足。而再加上积年累月的劳损以及风寒等外因的综合，腿部的功能也就自然容易发生衰退了。

李先生今年只有68岁，但自从退休后，他就感觉自己的腿脚一天不如一天。平时锻炼只能站着，蹲下去就会起不来，而站的时间长了又会迈不开步子。特别是一到冬天，寒风一吹，他就感觉自己的膝部像没有穿衣服一样，冰冷冰冷的。为此，李先生挂了我的号，来问原因，他说："医生，我这腿到底是怎么回事呢？说是老寒腿吧，膝关节里还老'咔咔'地响，一上下楼梯就这样。可说是磨损老化呢，天一变凉还酸痛，这可该怎么治呢？"我看了李先生拍过的膝关节的X光片，有一些老化，但没有那么严重，这是上年纪的人都无法避免的。这也就证明，老人膝部筋骨失调，会使气血受阻。

于是，我帮老先生在膝关节处，找到内膝眼与外膝眼两个穴位，为他进行艾灸。做好之后，李先生马上高兴地说："哎呀，这个招数好啊！做完就感觉暖乎乎的，比穿毛裤要暖多了。"我也笑了，说："腿上、膝上有问题，多灸这两个穴位，很快你的腿脚就又能年轻起来了。"李先生又发愁了，说："这艾灸虽好，可我还真不太会用，有没有比这简单点儿的方法呢？"我想了想，说："这样吧，你这几天先辛苦点儿，每天到医院来灸1次，这样灸1周之后，你自己对它们进行按摩就行了。"李先生爽快地答应下来，灸了1周之后便和我说："感觉现在上下楼梯轻便得很，自己不按也行了吧？"我连忙告诉李先生，平时没事还是应按一下，不能等到腿疼了再就医。

确实如此，很多人平时总是认为自己身体好好的，按摩穴位这种事与自己不相关，但大家不知道，病是一个慢慢积累的状态，穴位正是最早感觉到身体一点一点变化的，如果能早点儿对它进行干预，则肯定不会让病灶积累起来。而且按摩膝眼穴这点儿事，实在简单得很，每天只需用手捏一捏就行，花不了多少时间。

膝眼穴很好找，就在膝盖髌骨与小腿骨连接的髌韧带处，取穴时只需将膝部弯曲，髌骨韧带两侧的下陷处即是，内侧称为"内膝眼穴"，外侧则为"外膝眼穴"，两个穴位紧密相邻。对它们的按摩方法就是简单的揉、按法。如果感觉有痛感，又很明显，则可加大力度，甚至采用掐、按的方法。平时可在早晚进行，先用手掌搓热膝盖部位，然后进行按揉，一次100下左右就可以。两条腿都按摩1次，按完之后可感觉到膝关节内有热感，这就是气血通畅了。

像李先生那样感觉冰冷的情况，多是膝部受风寒，从而引起气滞血瘀，这时，脉络不通就感觉到疼痛了。中医常说"通则不痛，痛则不通。"也就是这个道理。遇到这种情况时，艾灸比按摩起效更快。可取艾炷，隔开穴位2~3厘米，然后进行移动艾灸。温度不用太高，每条腿灸3~5炷即可。如果是采用艾条，就要灸10分钟左右。

常按膝眼穴，不但能治疗腿痛、膝部酸痛，而且能治腿部其他的炎症以及祛脚气。老人如果感觉腿部有麻痹现象，就要结合膝眼穴再配以阴陵泉、足三里来进行艾灸。这是祛邪解痹的好方法，能有效地振奋身体的阳气，从而消除体内寒邪、利脉通络。

高强度运动，一定要记得按揉少海穴

因为职业的不同，每个人付出的体力也有所不同。经常要进行高强度运动的人，就会比别人火气更旺盛一些。这时，他们就要格外注意呵护手臂、心脏等部位。因为用力过度、运动强度过高，这样的人群往往会出现手臂发麻、颤抖甚至是疼痛，而心跳加快、出汗多，从而产生心痛、精神衰弱等症状。人在进行高强度运动或者工作时，精神需要高度集中，而且用力过于集中，这就造成人的大脑及心脏高度兴奋，于是心火旺，肾液耗损严重，进而气血不周。

我曾经为一个爱玩滑板的孩子看病，他虽然只有17岁，可是总会烦躁不安，有时还会手发抖，有时就像得了帕金森病一样，想要控制也控制不住。我问他："平时出汗很多吧？晚上睡眠怎么样？"他自己说："睡不好，感觉热得难受，而且经常会手抽筋。"这应该是心肾不交的问题。青年人阳气充盛，平时心火旺，可是又因过度运动，就自然更加耗费阴液。而肾主水液，火旺水就不够，那人怎么可能不燥、不热呢？心肾不交的人，往往会表现为出汗、炽热、心里紧张，手臂颤、痉挛等。于是，我给这个孩子针灸少海穴，只针了1次，病人就感觉到了良好的效果，再继续2次，病人完全恢复正常了。我告诉他："平时运动可以，但要注意体力，而且自己每天多按少海穴，对你有好处。"

为什么少海穴适合于高强度运动的人群呢？因为少海穴属手少阴心经，它循行的时候，会为心、手、腰等部位输送血液。针少海穴就是调气益血的过程，这能让病人心神安宁，从而保持精神健康。至于心肾不交的问题，也就同时得到了缓解。这就是少海穴强大的调气血、安心神作用。想要精神状态好，想要心肾平衡，就得多对少海穴进行刺激，让它保持通畅与活力。

不仅如此，一个人如果多用腰，则容易引起腰部的不适，有的甚至会长期腰痛，多治不愈。这时如果能针一下少海穴，就能很好地打开人体血海之经络，让气血通畅运行，于是，腰部的紧张、气机紊乱等问题得到缓解，疼痛也就消失了。其实人体经络就是这样，平时虽然肉眼看不到它们，但它们却各自相连接，自我运行有序，如果某处出现不通，势必就会引起疼痛不适。所以结合经络来治疗自己的问题，就等于自药医自病，效果绝对理想。

当然，我并不太建议个人随便使用针灸的方法，这种方法还是交给专业的医生来比较好。但平时，你可以自己多进行按摩，采用敲打法即可。取穴时，将手臂弯曲，让小臂与上臂呈90°直角，肘横纹内侧与肱骨内侧髁连线的中间点就是少海穴了。自己可用按摩锤轻轻地敲打，力度以感觉到酸胀为宜，每次50下就好。没有按摩锤就用拇指和食指对捏此穴，效果是相同的。但要采取边揉边按边捏的方法，力度上相对要加重一些，持续做50下，这样就能很有效地缓解手臂及心脏的不适感了。

　　另外，少海穴也很适合老年人，因为老年人常常会有耳鸣的情况发生，特别是一着急一上火，便双耳"嗡嗡"响，什么也听不清。这也属于心肾不交引起的上火症状，所以自己可以按揉少海穴，症状很快就能得到缓解。

长期伏案工作，按摩天宗穴缓解疲劳

　　现代人的生活方式，不论工作还是娱乐，多以坐为主，可这种长期伏案的坏处就在于，整个人肩背僵硬，颈椎紧张，肌肉疲劳。如果不注意调养，人很快就要与颈椎病、肩周炎等问题相联系了。因此，坐的时候久了，不妨自己多为肩部活活血。只需一个小小的穴位，就能让你精神倍增。

　　我的表弟就是典型的现代白领，平日里除了坐着就是坐着。他的兴趣爱好不多，工作8小时，其他时间都宅在家里打电脑游戏；活动对于他无异于上刑，走一站路就会腿酸脚疼。可是，这样长坐的时间后来一度也让他受不了，因为肩背酸痛得厉害。过年的时候，他到我家来。当时，大家坐在沙发上聊天，他坐着坐着就往下溜，用肩膀部顶在沙发边沿，说："我实在受不了啦！整个后背就像要断了一样。"我很奇怪，问他："这样多久了？"他说："之前就这样，但睡一觉能缓解过来；近半年时间，越来越严重了，我是不是颈椎有问题？有时感觉连头都痛啦。"我告诉他，如果颈椎有病，就不会是单纯的头痛背酸，而是天旋地转的眩晕，让你连坐着都吃力。他又说："那就是腰椎，反正我坐的时间久了，就感觉腰也累，背也酸，没一个好地方。"我被他自我猜测式的诊病方法逗笑了，说："知道有问题，就自己调理一下，要不到时去医院更烦。"他一听立刻就靠近我坐过来，说："你帮帮我吧。怎么调理啊？"

我看看表弟一脸赖上我的表情，真是哭笑不得。我让他回过头去，背对我坐着，然后在他的肩部捏天宗穴，用手指加力，只听他大叫："轻点儿！轻点儿！"其实我真没用力呢，只不过他的天宗穴非常硬，像块大疙瘩一样。我说："你看看，这都成什么样了？人能不累吗？忍着点儿。"说着，我开始从轻到重，慢慢加力，越揉他声音越小，到最后居然感觉舒服起来，说："哎哟，好久没这么放松过了。"我最后拍拍他的肩，说："想要经常轻松，就要自己经常揉一揉这个穴位。"说着，我把他的手拿起来，一回弯，便正好搭在天宗穴上。他说："就是这里揉一下这么简单呀？不用特别的手法什么的吗？""当然不用。"我说，"回去好好揉，再也不会累了。"

这事过去了有一段时间，后来我们通电话时，他还说起来："这招真好用，坐久了自己揉一揉，立刻就轻松了。"确实如此，人坐的时间长了，精神与身体都会紧张，而天宗穴则是督脉上的一个穴位，最能生发阳气、促进气血运行。对它进行适当的按摩，就等于为紧张的肩背打通了气血，怎么可能不轻松呢？

天宗穴位于肩胛区，在肩胛骨中央。按摩的方法也非常简单：先要找到正确的穴位，取穴方法以正常端坐为例，抬起右手放在左肩膀正中间，然后用左手托一下自己的右手肘，这样手指刚好放到肩胛骨冈的下陷处，这里就是天宗穴了。然后用中指指腹用力按压，轻轻揉动，此时会感觉到穴位上传来的酸、痛、胀感。不要松手，坚持按揉，一般以3分钟以上的时间为宜。右手感觉到累了，再换左手为右肩按揉，然后揉3分钟，再交换右手。如此先左后右，来回按揉1~3遍即可。

当自己的疲劳感严重，而且穴位又痛得厉害时，就要加大力度和加长时间。如果能找人帮自己做一下艾灸，效果就会更加好。艾灸时，艾条距穴位1厘米左右，然后慢慢地抬高，再轻轻地放下，来回提升艾灸，保持10~15分钟，感觉到肩部有温热时，才可以停止。这样多坚持几次，紧张的肩背酸痛、疲劳很快就好起来了。

肩背疼痛，要在中府穴上多按摩

不管是上班族还是学生族，长期以来都习惯保持一个自己舒适的姿态来工作和学习。当他们认为这样才是对自己最好的姿态时，肩膀发酸、背部发紧的感觉便也随之而来了。这是因为长时间保持一个不正确的姿势，造成了肩背筋骨及肌肉的痉挛和紧张。所以，在接待同一类型的病人多了之后，我就发现，他们会产生这样同一症状的问题，并不是用脑过度，而是坐姿不正。

张小帅就是我遇到的一个非常有代表性的小病人，今年只有17岁，正面临着高考的巨大压力，所以每天都要学习10小时以上。可是最近一段时间以来，张小帅感觉自己身体吃不消了，右肩膀痛得厉害，背部左边的肌肉就如同撕裂了一样，一扭身就疼。为此，他大胆地罢课了，说："我不能再这样学下去了，再这样学下去我就要变残废了。"张小帅的母亲没办法，带着他来调理身体。在我用手为他在背部寻找病灶的时候，张小帅就势趴在我的诊疗桌上，说："不用找，从肩膀到后背，都疼。"看着他那样子，我笑了，说："平时是不是都这样坐的？"他母亲马上说："就是这样，每天半个身子趴在桌上，说了多少次了也不听，现在连眼睛都近视了。"张小帅却说："我这样好受，每天直立着身体坐10小时你试试看。"

这样，我也就理解了，一个活力十足的年轻人，怎么会有什么特别的病症呢？还是平时没有好好地维护自己的身体。他总是这样歪着身体坐着，自以为轻松，可是肌肉受不了，时间长了就会痉挛，而脊柱也会弯曲，从而使气血不畅；右边的肩膀又压着胳膊，想要不产生疼痛都不可能。于是，我让他重新坐正，然后从胸前找到中府穴，对它进行按压，揉了5分钟之后，让他站起来做扩胸运动。做了几下之后，张小帅笑起来，说："还真管用啊！疼痛轻多了。"于是，我便告诉张小帅："平时自己可以多揉揉，不但减缓疼痛，还能促进淋巴系统循环，对你身体有帮助。只不过，改正坐姿才是最重要的，不然会经常发生肩背的疼痛。"张小帅低着头，最终没有再反驳。

看似严重的问题，按摩1个穴位就解决了，这就是我们所不了解的身体自"药"。中府穴位于胸前外侧与第一肋间隙平行处，也就是腋窝向上1寸处。取穴时，要将手臂平行向外伸直，这时，肩关节处出现2个下陷点，前面的第一个下陷点即是中府穴。它属肺经之要穴，不但能顺畅肺经，而且能促进淋巴系统循环，减轻肩背疼痛、胸闷症状。

按摩时，可用食指、中指、无名指，三指并拢，直接按于中府穴上，轻轻下按，然后旋转着揉动穴位。不可用力太大，感觉到痛点即可。每次按摩可进行50次左右。如果有消化不好、中气不足的现象，则可以顺时针按摩之后再逆时针按摩，这样可起到补泻平衡的作用。按摩完成之后，做扩胸运动，这样就能有效地通经活络、疏肺理气。结合运动能使肩背的疼痛减轻得更快。

另外，在我们肩膀锁骨下陷处有一个穴位叫云门穴。如果肩膀疼得严重，就可以按完中府再按云门，两个穴位相结合，一般的肩背酸痛都能消除。按云门的时候，可用大拇指的指腹用力下按，这时会感觉特别痛，如果有结节，则要用力揉开，这样痛感很快就能得到缓解。除此之外，按云门穴还有祛咳的功效，我们可不能忽略了这样有多效的穴位。

颈椎、腰椎出问题，都可以找后溪穴帮忙

颈椎病、腰椎病是老生常谈了，上到老人下到学生，几乎人人都喊疼。面对着颈椎、腰椎疼痛的问题，你都是怎么调理的呢？推拿还是服药？你肯定想不到，在我们自己的身上就有一个穴位，专门用来解决颈椎、腰椎的疼痛；而且这个神奇的穴位就在我们的手上，它被称为"后溪穴"。我们平时只需对它进行按摩，就能很好地调理颈椎、正腰椎，更能利眼泻火、补充阳气。可以说，小小一个后溪穴，是电脑族的最爱、工作族必需的保健穴位。

我记得自己曾经就有颈椎的问题。那时，我正处于学习阶段，每天要看大量的书和资料，再加之运动又少，便产生了颈椎疼痛、眼睛赤痛的问题。平时人也没精神，走到哪儿都低着头，感觉一副老气横秋的模样。我的老师看着我的样子就说："你这样的状态告诉别人自己是学

医的，你觉得人家能对你有信心吗？"我依旧低着头，说："可我的头抬不起来，脖子疼，抬起来连背都感觉疼，这也没办法呀。"当时，我心里其实很不服气，想要回老师的话是"还不是你让我天天看那么多书嘛；看很我眼睛都是哆目糊了"，只不过，没敢说出口。老师却好像看出来一样，说："你还委屈呢，你看了这么多书都看到哪儿去了？"说着，一下子抓住我的手腕，说："握拳。"我听话地握上拳，然后，老师直接将我的拳头按在桌沿上，来回扭着我的手腕，转了几下，问："感觉到什么没有？"我只觉得手部发热，而且随着转动拳头，这股热流慢慢沿着胳膊向上传导。

正是这种感受，让我瞬间想到了手上的后溪穴，老师给我扭动的正是这个穴位。它属于小肠经，为奇经八脉的交会穴，按这个穴位可导一身阳气，让身体气血充盛，同时又能防驼背、缓解疲劳、调颈椎、强腰椎、保护视力等。我不好意思地笑了，说："我忘了这个穴位。"老师却说："聪明的学生都是学以致用的，你这样只学不用还能做什么？"也正是因为这件事，我才改变了自己死读书的个性，每天对所学到的穴位及人体病症等问题都进行充分的体会。而后溪穴这个穴位，对于我就像是一个标记，我经常对它进行按摩。这样做不但能时刻不忘老师的教诲，还让我保持了良好的身体姿态，坐诊多年，从来没有受到过颈椎、腰椎问题的困扰。

所以，学会从自己身上找穴位，就能预防很多疾病的发生。而后溪穴在生活中实在是个值得自用又一直堪用的穴位。它位于小指掌关节后尺侧的近端，掌横纹头赤白肉际。取穴非常简单，只需要将手掌握成拳状，看手际下方有对折线的地方即是。每天对着这个穴位进行按摩，用大拇指用力按揉，每次坚持3分钟就行。除了这个按摩的方法之外，还有更简便的方法：平时坐在桌前，只消将手握起来，将后溪穴与桌角相接触，来回转动手腕，就是对它非常好的按摩。每天工作的时候隔一段时间按一会儿，日久天长，你就能从中获取好处了。

后溪穴的功效实在强大，除了前面我们所说的那些用途之外，它还适合有消化不良问题，便秘症状，腿疼疾病以及胸胁痛、肋间神经痛等病症的人群。有的人因为经常坐姿不正而产生了驼背现象，这时就可以按摩后溪穴来进行自我调理了。一般按摩后溪半年的时间，驼背基本上可以回复到从前的状态。说起来大家可能不信，但这就是后溪穴真实的功用。因此，不管你是颈、腰椎疼还是近视眼，又或者是驼背，都不妨每天通过按摩后溪穴来试试效果，它会还你一个真实的奇迹。

患了肩周炎，从这四个穴位着手

肩周炎又称"五十肩"，这是古代中医为此病的命名，意思是人到了50岁，多会得此病。这是因为人在这个年龄的时候，会开始由壮年朝向老年迈进，此时，肾脏虚弱，阳气不足，从而筋骨失养，于是多会发生经络不通的问题。俗话说："痛则不通，不通则痛。"显然，肩周炎的起因还是气血供应不足的问题。但到了现代，人们生活习惯越来越不好，从而经络过早堵塞，自然发病的年龄越来越低，几乎成了必然。

前几天，我还遇到一位年轻的女性患者，她一大早就来看肩周炎，说："我平时虽然肩部累、疼，但能坚持着上班、生活，可从昨天开始，手臂根本就抬不起来了，现在连头发都没办自己梳。"看着病人痛苦的样子，我知道她已经到了非常严重的地步，想要让她迅速地减轻疼痛，那我只有多穴连用，为病人充分调理气血了。于是，我用针灸来给她针足三里穴、条口穴、解溪穴、陷谷穴。针的时候以补为主，很快病人就感觉到了，说："真的好多了，感觉不是刺痛的感受，能稍微动一下。"这就对了，针灸的好处在于见效快，不过不建议个人随便使用。病人针完之后问："是不是明天还要来？这样要针多久啊？我请假挺麻烦的。"我反问她："刚才针的4个穴位你都记住了吗？"她表示记住了。我说："回去之后每天对这4个穴位进行按摩，如果能艾灸则更好，每个穴位灸10分钟左右就行。如果你觉得没效果，就再来回诊。如果好了，就没必要来了。"那之后，病人再也没有来过，我坚信她已经完全摆脱肩周炎的痛苦了。

这是为什么呢？我们很有必要认识这4个穴位的功能。足三里穴自不必说，民间都对它的功效交口称赞，说："常灸足三里，胜吃老母鸡。"这是说足三里穴具有大补功效的意思。肩周炎之所以发生，就是因为气血不足、经络不畅。能有这样补中益气、通经活络的穴位，当然对肩周炎是再好不过的了。自己平时可多按足三里。穴位很好找，正坐，屈膝，从外膝眼向下3寸，在腓骨与胫骨之间的地方，朝胫骨旁边横1指就是了。多按，多艾灸，就可以有效地调解机体气血、疏风化湿。

而条口穴呢，它又名"肩凝穴"，可见与肩周炎的亲密关系了。穴位在足三里向下，过当犊鼻8寸，与胫骨之间横隔1指宽的地方就是。按这个穴位时，可将食指弯曲，用指关节按住穴位，然后伸曲脚部，采取一上一下的方法就行。这时，会感觉腿部有痛胀感，甚至是麻麻的，这就说明气血已经被堵塞得严重，只有极力地按通了，气血才会重新通畅起来。遇到严重的酸麻时，可用艾灸的方法，灸10分钟左右即可。

解溪穴就在脚背的踝关节横纹中间，那里有个下陷的凹点。简单的取穴方法一般可采用正坐的方式，将脚平放，然后用拇指顶住脚背踝关节的下陷点，那里便是解溪穴了。按摩方法以按揉甚至是掐的方法为主，不过指甲一定要剪好，以免伤了皮肤。这个穴位是足阳明胃经之穴，其舒筋活络的功效极强，能有效地为身体输送气血。

最后一个穴位是陷谷穴，它也是胃经的重要穴位之一，位于脚背上，可在第2趾与第3趾结合的前方下陷点寻找。它不但能输送胃经气血，而且能为人体提供充足的阳气，这样能使人经络通畅、身体温热，有效地促进身体经络的循环。

这4个穴位联合治疗肩周炎可称为一服"大药"，虽然用的时间有些长，但是效果很好。这种方法一般适合特别严重的肩周炎患者，能迅速地缓解肩部疼痛带来的生活不便。平时哪怕肩部能忍受，不妨也多按一按，既能强身健体，又能使人免受疾病折磨，岂不是利己之事吗？

按揉肩部小窝也能治疗肩周炎

肩周炎并不只是我们平时所认为的抬不起胳膊、扭不了头；每天持续的肩膀疼痛以及酸胀，都是肩周炎的初步表现。这样时间长了，总有一天它会暴发，就要影响生活了。所以，为了不让病情发展，不让小问题堆成大毛病，自我按摩穴位缓解还是很有必要的。如果你嫌几个穴位同按太麻烦，在这里，我就教你一个单穴治肩周炎的方法。

据说在隋唐时期，有一个著名的中医，被人们称为"针灸神手"，他的名字叫甄权。当时，甄权还没什么名气，只是普通的医者。他所在的城里，住着一位大将军，因为受了风寒，所以肩部不能动，也就是得了我们现在所说的肩周炎。这下可把将军急坏了，一个马背上的将军怎么能不骑马不射箭呢？于是，他四处寻找名医，请了好多人来家里为自己看病，效果都不甚理想。将军开始变得泄气，心想：自己这辈子算是废了，再也拉不了弓箭，骑不了马啦。就在这时，有人对将军说："听说有个叫甄权的医生，他针灸很不错，不如找他来为你治疗一下。"将军完全没当回事，就想试一下而已。等到甄权看过将军的病情之后，说："不是大病，一针可治。"将军当然不信，让他快点儿为自己针灸。于是，甄权取了针，在将军的肩髃穴上扎了一下，针拔出来之后，将军的肩膀立刻就能自由活动了。一时之间，甄权享誉全城。

其实，肩髃穴就是治疗肩周炎很管用的穴位，特别是对于风寒而起的肩凝络滞之症，一针见效。我曾经在去做义诊的时候，遇到过一位穿衣服都困难的老人，便为他针了肩髃穴，效果非常理想，感动得老人抓着我的手说："这个方法可比任何药物都管用，太谢谢你了。"肩髃穴为什么这样好用呢？原来，肩髃穴是手少阳三焦经上的穴位，三焦经经气通行到此，会将冷点落于此处，对它进行针灸，也就相当于祛风除湿，自然也就起到活跃经络的作用了。当然，患有肩周炎的人，自己来为自己针灸并不现实，但却完全可以自己对它进行按摩，多按几次，症状轻一些的肩周炎也就可以缓解了。

肩髃穴取穴并不难，我们可以采用仰卧的方式，将左臂自然向左侧伸开，然后用右手放在左边肩部，在肩关节的后方有一个下陷点，这里就是肩髃穴了。将四指张开，抓住肩部，以掌心作用在胳膊的肌肉处，大拇指指腹刚好点在肩髃穴上，用力进行揉按。大拇指按揉的方向以顺时针、逆时针交替进行，时间不限，可多按一会儿。而且要记住，一边用拇指揉按，另一边用其他四指抓捏胳膊，这样很快就能感觉到肩部轻松起来。

另外，对肩髃穴进行升温也有很好的刺激作用，比如拔罐。不过这需要熟练，以免引起烫伤。拔罐时，要为其他部位保暖，这样才能更加有效。如果实在不会拔罐，则可用简单的热敷或者艾灸。通常情况下，用艾条艾灸就很好用。温度不需要太热，中温即可。时间要达到10分钟，时间太短了，效果不理想。但不管是哪一种方法，对肩髎穴进行刺激的时候，都应该掌握左右两边分别进行的方法，通常是先左再右，这样每天1次就能让肩周炎很快地好起来了。

手腕、手肘、肩膀疼，就刺激阳溪穴

经常打电脑的人都知道，现代病中有一种名为肩-手综合征的病，就是手腕、臂肘以及肩膀整条线都疼痛酸胀。这是因为手臂经常悬于电脑的键盘或者鼠标上，其作用力造成周边神经组织的损伤，引起末梢神经血管障碍。因此，疼痛也就发生了，严重的时候，还会出现肿胀甚至畸形；面对这种疼痛可千万不要轻易忽略。不过，也不必太过担心，我们自己身上就有治疗这种疼痛的"药方"，那就是刺激阳溪穴。

我曾为一位女性患者治疗过这种病。患者是一名普通的公司会计，每天对着电脑工作。这经常让她感觉手臂疼痛、手腕发酸。后来因为生了孩子，又在月子期间一直抱孩子哺乳，结果这手臂疼的毛病就更加严重了。去上班之后，一天下来便吃不消了，回到家再看到孩子都不敢抱了，说怕摔了孩子。丈夫见她问题严重，才带她来看医生。这种问题说大不大，说小不小，但能重视就是好事，不至于产生更严重的后果。我就从患者的手上找到阳溪穴，用拇指往下一按，她疼得叫起来，说："怎么这么疼？"这疼痛当然是由她手指的末梢神经不通所引起的。这说明她已经疼得非常厉害了。我由轻到重逐渐加大力度，继续为她揉了一会儿，她说感觉好了很多，而且手上有力气了。然后，我才嘱咐她："回家自己每天早、晚这样进行按摩，过1周如果没有缓解，再来回诊。"过了1周，病人打电话给我，兴奋地说："这个穴位确实好用，我现在每天按1次，工作一天都不觉得有什么疼痛。"

阳溪穴，顾名思义，就是阳气汇成的小溪。它承接合谷穴而来的阳气，然后将其传于大肠经。如果阳溪穴不通，就要阻碍人体阳气了。因此，当手部、肘部以及肩部有疼痛时，自己多按揉这个穴位，让阳气能通畅地流动，使手臂充分受到阳气的濡养，疼痛也就自然没有了。

阳溪穴位于腕上桡侧，在拇指短伸肌腱与拇指长伸肌腱之间的凹陷处。在自己手上寻找阳溪穴时，可将手掌打开，手背朝上，然后大拇指用力上翘，在拇指的根部，和腕部相连的地方就会发现一个下陷的点，这里就是阳溪穴了。按摩时，可用一只手的大拇指直接为另一只手进行按揉，力度可以大一些，一边按，一边慢慢地活动被按的手关节。这样可以让气血、阳气充分地流通。如此进行3分钟便可再按另一只手了。

每日按摩阳溪穴，不但能缓解手部、肘部及肩部的疼痛，还能预防和缓解腱鞘炎。不过在治疗腱鞘炎的时候，要以顺时针的手法来进行，持续5分钟以上的时间，这样才会有效。另外，特别要告诉吸烟的男性朋友，阳溪穴还有一个神奇到让人不可思议的作用，那就是戒烟。因为抽烟的人都有这样的感觉，当突然不抽烟的时候，会感觉气力不足，急需有一个东西来为自己体内注入一股气体，从而达到心肺的平衡。而长期吸烟的人群，其末梢的循环都非常差，多见手脚冰凉的情况。这时按摩阳溪穴，就能很好地提高心肺功能，于是身体气机充足，慢慢也就不那么倚重于烟的支撑，从而可以完全戒掉它了。

缓解肌肉酸痛，艾灸脾经太白穴

　　说起来，生活中常见的痛症还是很多的，比如，肌肉酸痛这种事。坐的时间长了会肌肉酸痛，站的时间长了也会痛，哪怕是躺的时间长了也一样会痛。特别是中老年人群，又格外喜欢安静，坐一个地方就半天不动；这样，肌肉酸痛的症状就更常见了。遇到这种情况，很多人都是采取回避的原则，认为忍几天自然会好起来。这没什么错，只是这几天的难过就只有自己知道了。如果能自己动手缓解一下，让肌肉酸痛不再出现，不是更好吗？

　　我的一个老朋友，有一段时间迷上了炒股，所以天天不是对着电脑就是捧着手机，找个地方坐下就是个把小时。他自认为这样是躲懒的方式，可却慢慢发现，自己全身累得很，特别是腰部、背部的肌肉，酸胀酸胀的，让他坐也不是，站也不是。于是，他果断地丢下手机来找我诉苦了，说："炒个股没赚到钱，倒弄得全身不舒服。这肌肉怎么还酸痛起来没完没了了呢？"我开他玩笑说："你这是被钱迷得太入神了，自己敲打敲打身体就好了。"他叹口气，说："不管用啊！敲得我胳膊都酸了，敲着的时候挺舒服，可一不敲了立刻又酸胀起来。"我按按他的背部肌肉，硬硬的，感觉没有一点儿弹力，这是长时间保持一个姿势造成的肌肉紧张。我取来一根艾条，让他脱了鞋袜，然后对着太白穴灸起来。因为两个人一直在聊天，所以边聊边灸，20分钟很快就过去了，再问朋友感觉怎么样，他才想起来自己的腰部肌肉不那么酸了。他非常好奇地问："怎么这么管用呢？聊个天的工夫，酸痛就不见了？"

确实就这么管用，基本上用太白穴来缓解肌肉酸痛，半小时都能感觉到效果。这是因为太白穴强大的疏通经气作用，肌肉受到气血的濡养，可以很快减轻酸胀的紧张感，从而使疼痛消失。而且，我们都知道，脾主肌肉，而太白穴正是脾经之穴，用它来补充肌肉气血的亏虚再合适不过了。所以当自己感觉到身体某个部位的肌肉有酸胀、疼痛之感时，完全可以通过艾灸太白穴来进行缓解。当然，不会艾灸的，用敲打、硌压方法都行；主要是对此穴进行有效的刺激，让它发挥疏散功能。

太白穴位于脚部内侧，大踇趾骨关节突出的后方下陷处，这个地方不太好按，所以用艾灸最好。艾灸时采用中温灸治，离开穴位2~3厘米的样子，灸20~30分钟，可以完全缓解肌肉的疼痛。如果采取敲打法，则可用按摩锤对着这个穴位，用小力气进行敲打，至少要敲15分钟。最后一种方法就是硌压法，这所谓的硌压，就是用外力来对太白穴进行刺激，可取2粒大粒的黑豆，用胶带分别粘在左、右脚的太白穴上，这时可坐在沙发上，一边忙你要忙的事，一边用两只脚相互对碰。力气不要太大，否则会感觉疼痛。这时，黑豆就会对太白穴产生硌压，那按摩的功效也就达成了。

其实，太白穴的功效远不止这些，因为它是脾经上的一个重要穴位，对于增加脾气、促进运化都非常有效。消化不好、腹满胀痛的人，刺激太白穴就能收到很好的效果。之前就有人问我，孩子总是在睡觉的时候流口水怎么回事。这是脾不摄津的症状，也就是脾虚了，这时，如果能给孩子进行太白穴的刺激，就可以很好地改善此症状。除此之外，太白穴更能调理女性月经，治疗缺血性头晕以及调节血糖等。对这样一个有用的大穴位，我们可千万不要白白地丢弃不用呀！

腰痛老不好，按压双臂和双腿

很多人都有这样的苦恼：总是腰疼，反反复复就是不见好，多坐了或者多站了都会引起它的发作。面对这样的无奈，大部分人只能选择忍着，或者贴一贴膏药完事。这样的解决方法真的有些敷衍。为什么我们放着身上的"良药"不用，而随便应付自己呢？当你再遇到这样的情况时，不妨从自己的身上找找"治病方"。

许老和我认识30年了，他对我可以说是亦师亦友。但许老这个人很要强，相识这么多年，从来没有因为自己的身体找我看过病。可有一天，他突然约我喝茶，落座之后便长叹："人老了是不是就没办法保持从容与淡泊了呢？"我很纳闷，就问他为什么这样讲。他又叹口气，才说："你虽然是医生，但是以此为生，我觉得作为朋友不能因为自己的毛病就去随便找你走后门，所以我有了不舒服从来都选择就近看病；但现在好像不行了，不求助于你，我就感觉不能相信其他人一样。"我听完笑了起来，说："你可别绕圈子了，我认识你这么多年，总算等到你找我办件事的时候了。快说哪里不舒服啦？"许老这才说："昨天，小孙子追着要我抱，我一时高兴就抱起来，没想到走了没两步，腰疼病又发了，连老带小一起摔下去，还好倒在床上，要不真不知出什么大事。这腰疼的老毛病已经十多年了，好好坏坏。之前，我是去医院看，但医生也就给我开些药膏、活血药类的；现在我直接不去看了，因为根本就看不好。我就是想听你说一句，这问题还有治不？"

相信有许老这种心理的人不在少数。当然有治。一个腰疼而已，为什么要这么悲观呢？我们都很清楚，腰痛的问题除了磨损、外伤之外，多是因经络阻滞而起的。这种不关骨骼而起的腰疼，只要疏通身体经络就足够了。于是，我握住许老的手，沿手部向上按，很快，许老就疼得受不了了，说："怎么胳膊也疼呢？之前竟不知道。"我为他按完胳膊之后，又让他把脚搭在椅子上，然后沿脚踝骨向上按，许老再次说："腿上也疼得很，这是怎么回事？"我告诉他："这是你腰疼的症结所在。你回去之后，每天按我这个方法来给自己按摩，用不了多久，你的腰就好起来了。"许老感慨地说："这就管用啦？早知道我也不用那么多药来治了。"大约过了1个月之后，我再打电话给许老，问他腰疼病怎么样了，许老的声音都高了一个调，说："真的管用，比起药膏可强多了。"

大家肯定也会感到不可思议吧？可这真没什么可奇怪的。我们说腰疼如果是因为经络受阻而起，那为它疏通气血就是最好的治疗方法。而腰疼的对应点就来自于双腿和双臂。就如同腰椎出了问题要从手和脚部取穴按摩一个道理，气血不通引起的腰痛，完全可以自己去双腿与双臂上寻找敏感点。方法很简单，沿着下肢向上按，当你按到一个特别疼痛的点之后，那就是问题的症结所在了。你只需将它用力地揉开、按透，这周身的气血之路线也就打通了。所以，腰痛的治疗方法就这么容易掌握：选取腿与胳膊的敏感点进行按揉，每天1~2次，每次15分钟左右即可。

有些人腰疼也会是因肾虚而引起的，这种腰疼是慢慢积累的。所以补充气血、振奋肾精，就要从无名指与小指后方的连接点寻找敏感点；而脚上则以第四趾与第五趾后方的连接点。对这两个地方进行按摩，能补充肾精、缓解疼痛。

当然，偶尔也会有人遇到紧急性的腰扭伤，这时也不用着急，伸开自己的手掌，手背朝上，然后从手指向手背部按压，一般在手背中间会有敏感点出现；而脚上也是如此，在脚背的中间，也会同样出现敏感点。这时，你只要将手与脚上的敏感点揉开，那扭伤就能得到缓解了。这种治疗方法不伤自身免疫力，比起贴药膏、吃止疼药可强得多。

膝关节炎，大杼穴就是对症之方

膝盖是人体承重最为关键的身体部位，经年累月的膝关节活动，总会给人带来膝关节部疼痛、伸屈不利等症。因此，大部分中老年人都会有膝关节炎的痛苦。面对这种多发病、常见病，我们应该怎么从自己身上来寻找对应点进行治疗呢？说起来很简单，只要从一个穴位开始按摩就能解决问题了。

我曾经遇到过这样一位严重的膝关节炎患者。他虽然并不老，但双腿的行动力却还不如80岁的老人。他当时来看诊是拄着一双拐的，那双拐的把手处已经被磨旧了，由此可以看出，病人经常用拐代步。我让他自己站着走路，他说："不是不能走，是疼呀！一动就疼，这样我还不如用拐走呢。"我说："这可不是个好方法。两腿总是不用，那气血又如何疏通呢？"他苦笑着说："这个道理我也知道，但疼起来的那种感受只有我自己才能体会，我有时都在想，不要这双腿算了。"这当然是个悲观的想法，我安慰他之后，为他做了全面的检查，并无风湿的侵袭，这应该是用腿不当从而磨损过度造成的膝关节炎。

为病人找到原因之后，我开始想到用一个最简单的方法来对症治疗。一般来说，膝部受损，按摩的对应点应该在肘部、手部、脚部不同的位置。但这就要长期的坚持才能见效，对一个行动不利、急欲摆脱痛苦的病人显然不合适。于是，我在他的背后找到了大杼穴，对着这个穴位进行针灸，这样灸了5天，病人便可以扔掉双拐行走了，虽然依旧疼痛，但完全能忍受。病人对这个治疗结果非常吃惊，说："医生，我没想到自己还能再次走路，这太意外了。"我则告诉他："这还是一个养的过程，你回去之后，每天让家人帮你按摩大杼穴，过一段时间就会完全好起来了。"病人感激得千恩万谢，然后才离开。这样过了3个月的样子，他再次来到医院，这次完全没人陪同，自己神气活现地站在我面前，说："医生，我要不来感谢你就觉得对不住你一样。如果不是你，我现在还拄着双拐忍受痛苦呢。太谢谢你了。"

大杼穴为什么对膝关节炎的治疗这么有效呢？这很好理解。《黄帝内经》说："肠胃受谷，上焦出气，以温分肉，而养骨节。"这意思就是说人体的骨关节依靠肠胃所分布出来的气血营养来呵护；而当一个人气血出现不足或者淤堵不顺时，骨节部就会营养不够，产生不足，从而行动受限了。大杼穴刚好是骨骼气血聚结之穴，专治骨病，《难经》中曾有记载："骨病治此。"所以，膝关节炎的问题自然找大杼穴就对了。

一般性的膝关节炎，不必用针灸来治疗，只要自己用手指按摩就行。大杼穴位于人体背部，以脊椎为中线，在第一胸椎棘突下，向边移动1寸半即是。大杼穴左右各一，在背上按摩时可同时进行。以拇指指腹或者以手关节处顶在穴位上，用力按揉，持续50次左右为宜。如果没有人帮忙，自己可以手臂抬起，手握空拳，对此穴进行敲打。坚持一段时间之后，你就可以感受到膝关节处疼痛的缓解与行动力的增强。

另外，有膝关节炎的人，平时可多对自己身体上的对应点进行按摩，这样能增进气血循行。按摩的时候采取以左对右、以右对左的方法。如果是左膝关节疼痛，就可以取右臂的肘关节上方点进行压按；而如果是右膝则压左臂；每天压1次，一次在10分钟左右。一定要坚持按压，只有时间长了，骨节上的问题才能得到治疗。

颈肩病，风池穴让疼痛快速消失

　　颈肩不适、脖子发硬、肩部发麻，这是上班族最常见的问题。每每遇到这种情况，人就会像头顶了重物一样，回头不敢回，扭身不敢扭，那种痛苦可想而知。而这种问题又很多见，医学上将它定义为颈项疼痛。虽然说它与颈椎病有所不同，但也是颈部肌肉紧张造成的气血阻滞之症。

　　有一年夏天，我趁着休息，便想约朋友出去钓鱼。没想到，电话打过去，朋友却说："我已经不知道休息是什么事了。儿子要高考，天天陪读不说，还要给他做按摩，一会儿脖子疼，一会儿肩膀酸，我都恨不得长三头六臂了。"我问他是怎么回事，这才知道，原来，他儿子每天看书时间太长，结果颈肩部全都疼痛。为了让儿子安心学习，他每天早、中、晚为儿子进行按摩。说到这里，朋友声音都是哭腔的，说："我上学那会儿可没受过这待遇。现在孩子的体质也太差了吧？"我听得都想笑，说："你上学那会儿也没现在这么激烈的竞争呀！你就别抱怨了，按摩不对穴位，等同于白按。你换风池穴给他按一下试试。"

　　于是，朋友在电话里按着我的指挥，顺利地找到儿子的风池穴，然后用手指在此处揉了30下。我就听朋友在电话里叫起来："神奇呀！儿子居然说比我平时按的都管用，我再多按按给他加强一下。"我放下电话自己笑了起来。很多时候，我们身体上的病症解决之法就摆在那里，只可惜因为大家对它了解不够，所以根本注意不到。这样白白延误了病情不说，还浪费了自己的时间，真是不应该呀。

风池穴又名为"热府穴"，它是人体阳维之会穴，专门吸热化阳，从而由胆经将阳气输送于头及身体各处；能有效地治疗头痛、眩晕、颈项强痛、鼻出血、目赤等症。因此，风池穴就是头部疏解经络、祛风散寒的要穴，对它进行按摩，就可以促进血液的流通，还能有助于人体新陈代谢。平时因久坐造成的颈肩僵硬，或者因风寒感冒而头痛、鼻塞，都可以对此穴进行按揉，以缓解身体不适。

风池穴位于人体头部发际处，与脖颈相连接；用手指沿脖子向上，入发际1寸处，可以明显地感觉到两侧分别有一个小窝，这里就是风池穴所在了。其实，对风池穴进行按揉最好是自己动手，因为方法极方便。将双手张开，大拇指放于风池穴上，其余手指刚好抱着头的后部。这样2个大拇指对按互捏，对风池穴的刺激效果非常理想。每次按揉要持续长一点儿时间，以5~10分钟为宜，可捏可按，也可揉动。实在感觉这些方法都费力气，那就将手指分开，做梳状从头顶向下梳，一直梳到风池穴处，这样反复进行，也一样可以起到按摩的作用。

另外，对学生来说，长时间坐着会引起颈椎的不适，于是造成眼睛供血不足。这时，就可以对风池穴和太阳穴进行按摩，让气血通畅，眼睛的压力也就缓解了。如果颈椎病犯了，头晕恶心，就对着风池穴与百会穴进行指压，每个穴位各按压3分钟，能很好地减轻晕眩症状。

可见，虽然风池穴是一个简单的穴位，但对于问题的解决却大用益处。平时，我们不妨多运用风池穴的功能，来减轻颈肩部的不适。不过，大家要记住一点，在按摩完之后，应适当地活动一下头颈、肩部；这样对缓解肌肉紧张、筋膜失血更有益处。只是，那些做过剧烈运动的人要注意，出汗的时候，最好不要轻易按摩这个穴位；否则，会让精力不足。

第四章 有效治疗呼吸系统疾病的身体「大药」

肺脏是喜润恶燥的脏器，遇到燥邪就会宣发功能失调，造成干咳无痰的情况发生。情况严重时，有的人会咳出少量痰液，只不过痰中带有血丝，甚至会感觉胸痛。

干咳肺燥，就按揉肺俞穴

　　一进入春、秋季节，天气就变得格外干燥，于是，很多人会咳嗽。可是，这样的咳嗽容易持续，又没有痰；这在医学中称为"干咳肺燥"；也就是燥邪侵扰，体液耗损。因为肺脏是喜润恶燥的脏器，遇到燥邪就会宣发功能失调，造成这种干咳无痰的情况发生。情况严重时，有的人会咳出少量痰液，只不过痰中带有血丝，甚至会感觉胸痛。这时，如果你一味地止咳化痰，就有可能延误病情了。

　　有一位这样的病人，从入秋开始就咳，开始只是每天咳几声，慢慢地就变成了一天好几次。进入深秋之后，他咳得更厉害，但有少许的痰出现，他自认为有痰了咳嗽也就快要好了，于是，用止咳化痰的药水治疗。可咳嗽药水喝了好多瓶，也没见咳嗽好起来，反而胸闷加重，咳声发嘶，痰中夹了血丝。这下，他被自己的问题吓到了，心想：这不是要肺炎了吧。于是，他马上来看医生。我在为他做过检查之后，取艾条灸于肺俞穴。灸了1次，他就说感觉胸部舒畅，气息自然了。我便告诉他，回家后继续按摩这个穴位，左右两侧都要按到，过3天来回诊。病人有些不敢相信，问："没有药吗？"我说："穴位就是'药'，你按着我说的去做就行。"

过了3天，病人回来了，惊奇地说："医生，我这是第一次生病没吃药。我之前看到别人大包小包的药还会觉得害怕，但你没开药给我时，我倒真担心病好不了呢。"我则笑着问："那现在你感觉怎么样了？"他说："咳嗽基本上停了，一天有时咳1次，不过心胸通畅，比之前好太多了。想想那些药我喝得真冤。""这就是穴位之'药'的作用。你继续按摩就行，有时，生病了并不一定要靠外力来解决的。"我又对病人嘱咐了几句，病人才放心地离开。

肺俞穴属于膀胱经上的穴位，为肺脏背俞穴。当我们的脏腑有了病变时，它相对应的背俞穴总会形成敏感点，我们只需对敏感点进行按压就可知道哪里有问题了。所以肺燥时，肺俞穴作为敏感点，就会表现为按压疼痛、酸麻。这时，对它进行刺激，便可缓解咳嗽、增强肺气，从而宽胸理气、降逆止咳。而且，肺主皮毛，开窍于鼻，我对病人的肺俞穴进行艾灸，就是为他润燥止咳、强壮皮毛，效果自然是显而易见的了。

肺俞穴位于第3胸椎棘突旁开1.5寸处。定位肺俞穴，需要家人或者朋友的帮助。病人可俯卧，帮手则以脊椎为中线，然后按第三胸椎棘突下方，左、右各外移1.5寸的地方就是左右肺俞穴了。如果使用艾灸，则可采取悬灸法，取艾条点燃之后，距离肺俞穴2厘米左右的样子，移动熏灸，让皮肤感觉到温热即可。每次可灸10~15分钟的时间，在肺俞穴发红时即止；隔一日灸1次。如果使用艾炷，就要至少一次5炷。

当然也可以采用按摩的手法。这个相对要求不高，只要帮手在病者背部找到肺俞穴，以大拇指的指腹按于穴位上用力地下压即可。一般情况下，两个拇指分别按左右肺俞穴，下按力度稍大，患者可感受到酸胀感觉方可。这时，边按边揉，持续进行5分钟左右的时间，发现皮肤发红时便可以了。但不要立刻停止，而应该改指腹为掌根部，按在肺俞穴上，来回搓擦，病人感觉到发热时，就可以了。此法适合每日进行，效果很是明显。

肺俞穴除了能宽胸理气之外，还有美容的功效。对女性来说，脸上有雀斑不用发愁，平时多在肺俞穴上进行按压，每次按20下，每天做3~5次；这样坚持一段时间，你就可以发现，脸上的雀斑淡了，而且皮肤也白皙有光泽起来。总之，不论内治还是外调，肺俞穴的功能都非常显著。平时，我们可千万不要置如此重要穴位于不顾了。

咽喉炎，尺泽穴让炎症跑光光

咽喉炎，说起来不是什么大病，可是这种吞咽困难以及异物感着实让人不爽。不仅如此，长期咽喉发炎还会造成呼吸道的感染，那问题就要大起来了。因此，遇到小问题不能忽略，而是要对症治疗，从而杜绝大问题的发生。

有一次，跟我实习的小李，在门诊的过程中，捧着水杯喝个没完，还时不时地咽口水。因为当时挺忙，所以我也顾不上理他。等到吃中饭的时候，我才问他是不是哪里不舒服了。小李一脸的苦相，说："别提了。我前两天的时候和同学去吃了四川火锅，没想到第二天就嗓子疼，到今天就感觉吞咽都有些疼了，这肯定是咽喉炎犯了吧。"一起坐着的郭医生便说："多喝点儿水，过几天就好了。"小李苦笑着说："我一上午净喝水了，这会儿感觉一点儿食欲也没有；真正喝了个水饱呀。"

我没理他们说话，直接拉过小李的一条手臂，然后将手指放在他的尺泽穴上按下去，只听小李大叫一声："哎哟！"惹得周围几个人都回头看他。小李问我："老师，这是什么穴位？怎么这么疼呢？"我说："别问我是什么穴位，回去好好查下书，对着它多按按，明天就不用喝水饱了。"果然，第二天，小李直接找我汇报来了，说："老师，这个穴位可真是神奇，我查明白了它的作用之后，一晚上按了好多次，今天早上居然感觉好了一大半。我平时太忽略穴位的作用了。"

尺泽穴是手太阴肺经上的重要穴位之一，《黄帝内经》讲："入于尺泽，尺泽，肘中之动脉也，为合，手太阴经也。"因此，它主治的病症就是手太阴经所致的咽喉疼痛、咳嗽、哮喘、腹疼、肘臂痉挛等。它的运行规律一方面运水气过肺至孔最穴，一方面则化水为气，运行天部；这样就可以让肺脏达到阴液的滋润与濡养过程。所以，咽喉肿痛、咳嗽等症即由肺燥所起，按摩尺泽穴刚好能化湿润肺、泻火降逆。

按摩尺泽穴的方法很简单。先取穴，定位时可将手臂弯曲，在肘臂横纹中间，肱二头肌腱外侧有一个下陷点，这里就是尺泽穴了。自己为自己按摩的时候，可采用端坐方法，手掌心朝上，微微弯曲小臂，按到横纹中最粗的一根肌腱，向外侧下陷处按压就可以。按压的过程中，也可捏、推并用，随自己的手法与感受而行。一般一个穴位要持续3分钟以上的时间，左、右手臂各1次。通常两个穴位的痛感会有所不能，对疼得严重的一侧穴位要加大力度、加长时间，揉到痛点消失才好。

尺泽穴的泻火功能显著，不仅仅治疗咽喉肿痛、咽喉炎；而且你上火了，产生脸上起痘、眼红发痛等症状时，对尺泽穴来进行按摩，也一样会收到一个惊喜。所以，平时我们可以对尺泽穴多点儿关注，那些上火、喉咙痛的问题也就不值得一提了。

哮喘反复发作，坚持按揉风门穴

一到冬天，来门诊看哮喘病的人就会增多。这是因为天气变冷，人体肺气减弱，从而呼吸系统受寒邪所扰，发生咳嗽、哮喘等症。面对这种病症，保暖才是最好的方法，为自己的身体添加一件衣服，也就相当于为身体筑起一道防风墙，这样风寒病邪无门而入，哮喘也就不会来了。当然，即使真的不小心感冒、受凉，引发哮喘，也不是没有办法对付，我们自己完全可以通过按揉风门穴来赶跑哮喘。

记得有一年冬天，晚上11点多的时候，邻居来敲门，一脸的歉意，说："真不好意思打扰您休息，可我家孩子的哮喘病突然发作，这会儿去医院也不方便，就特意来问您要个法子，看能不能缓解一下。"平时大家邻居之间都处得挺好，我对半夜敲门的事已经习惯了；于是，我马上穿好衣服随着邻居过去看一下。那孩子只有9岁，正被大人围在被子里坐着呢，嗓子嘶嘶发响，呼吸急促。这样子恐怕入睡也难，怪不得父母着急。我问他是不是白天着凉了，孩子父亲说："白天非要我带他去滑冰，我想着好不容易放假，去玩一会儿也没什么，可谁知道一个不注意，他滑得热了就把外套脱了，回来就有要感冒的症状，这不刚睡下没多长时间，哮喘就发作起来了。"

我告诉孩子的父母，不用着急，这就是普通的风寒性哮喘，一般的气喘都会在夜里发生，这与气温的变化也有关系。所以我在孩子的背部找到风门穴，取了随身带来的艾条，对着穴位灸起来，大约15分钟后，孩子的喘息明显轻了很多。灸完之后，我又对邻居说："没什么大事。

如果明天喘得不这么重，你就帮他再按这个穴位，没必要去医院。"结果，过了3天，我在院子里遇到那个孩子和他父亲，孩子正活蹦乱跳地玩呢。他父亲则握着我的手，一遍又一遍地感谢个不停。

这种事真不算什么。主要是哮喘病发作起来挺吓人的，但如果自己能对症而医，就会发现很好对付。我为那个孩子灸的风门穴就是对付哮喘的一个特效穴。只需找到穴位，对它进行艾灸，就可以调理呼吸、补益肺气、温经散寒。而且艾灸的方法特别适合孩子，不疼不重、温温暖暖治疾病。

风门穴在人体的背部，在取穴时可让病人正坐或者俯卧，然后以脊椎为中线，从第2胸椎棘突与第3胸椎棘突的中间左右各旁开1.5寸，即是左右风门穴了。艾灸此穴位时，需距皮肤3厘米左右，温度适中，无明显的灼热感。这样悬熏15分钟，皮肤出现红晕，便可以了。一般情况下，一天灸1次就可以。

如果采用按摩的方法，则可用大拇指或者手指关节对此穴位重压，让穴位感觉到酸胀，按下之后稍停，再慢慢抬起，然后继续下按，反复进行50次左右，一天可2次。白天最利肺气宣发，因此，白天按摩效果更好。虽然说风门穴能治疗哮喘，但贵在坚持。对有哮喘症的人来说，平时一定要经常按，才会将哮喘症扼杀于摇篮之中。

止咳化痰，要多刺激太渊穴

咳嗽是再常见不过的疾病了，感冒、上火、脏腑不安都会引起咳嗽。而最让人不舒服的咳嗽在于一边咳还痰多，又咳又吐痰的过程真让人受不了。出于养生以及对身体的保养，不吃药是治疗咳嗽的上上策，这就需要我们从身体穴位上来寻找"解药"了。什么穴位最能止咳还兼有化痰之效呢？别急，我慢慢来告诉你。

有一段时间，我出差回来就感冒，虽然症状被及时制止了，可是在后来咳起来了。我就想用尺泽穴来止咳，但按了2天发现效果并不好。每次咳的时候都有痰想要吐出来，却又因为吐不利落而咳得更凶，加之要工作，没有办法让痰吐清爽。这样越是吐不尽就越要咳，越是咳就越是想吐痰；虽然只是2天时间，我却很难受。那天下午，我就迎来一位风寒的患者，他是扁桃体发炎，我当时就让他按太渊穴。病人走了之后，我突然想到医书中"肺朝百脉，脉会太渊"这句话。既然太渊穴是主血脉、化水湿、送肺气的，我为什么咳嗽不按太渊穴呢？真是把自己咳糊涂了呀。

我一边自嘲地摇着头，一边在手边找到太渊穴，用手往上一按就感觉到了，疼得厉害。2天感冒，人都变得迟钝好多，居然把这样有效的穴位给忽略掉了。当时，我下午按了1次，晚上又按了1次，果然，睡觉时就好了很多。第二天早上，我没起床，便先在床上揉太渊穴3分钟，左、右各按1次。这样一天下来只咳了1次，而且痰也渐渐消失了。接着，我继续自我按摩，3天之后，咳嗽完全好起来。这次的经历告诉我：有什么别有病，明明熟悉的穴位，就因为不舒服，所以忘个干干净净。

太渊穴是肺经的腧穴，肺主气，气促血，太渊穴就是这气血的源头之地。因此，这里气血最为旺盛，刺激它，就能让肺的呼吸机能得到加强，从而改善肺部气血的运畅。当遇到外邪的侵袭、气血失调、营卫不和时，按太渊穴最理想不过了。它的位置也很好找，将手心朝上，然后平放于自己的大腿上，此时，大拇指指根部突起；用另一只手的食指、中指、无名指放在突起处，就可以感受到脉搏的跳动，这里就是太渊穴了。

我们都知道，手太阴肺经在凌晨3~5点最为活跃。如果为太渊穴进行按摩，则可以在凌晨起床的时候进行，不管是5点还是6点，先将另一只手的指腹按于太渊穴上，进行3分钟的按摩，然后再起床，就会感觉肺气充盛，咳的底气也足了。但要记住一点，左、右手的太渊穴都应该进行按摩，如果只按一面，效果就不会太理想。另外，如果时间充足，则在按完太渊穴之后，可以对着左、右脚上的太溪穴进行按摩，这可起到补肺阴的作用。如此，肺阴加强，咳嗽也能很好地被止住了。

除了止咳化痰，太渊穴还能补脏气不足，比如，脾气有虚的人，可以对这个穴位进行艾灸。温灸太渊穴可以起到补气的作用。这样，脾气可充分地被调动起来，从而气血顺畅，邪气难侵。不仅是补脾气，而且肝气、肺气、心气、人体所呼吸的气体、气血所运行的经气都可通过它来调动。太渊穴绝对是补气助益身体的要穴。

打嗝儿不肯停，用筷子刺激少商穴

打嗝儿作为突发事件，虽然并不是什么大事，但会让自己很难过，而且又非常影响形象。特别是当你与朋友、同事或者领导相处的时候，忽然打嗝儿不止，估计自己就要找个地缝钻进去了。但现在，我却要告诉你，在我们的手上，就有一个止嗝儿穴，而且很容易找，一用就灵。掌握了这样一个备急穴位，以后你就再也不用害怕会忽然遇到打嗝儿这样的尴尬事件了。

有一回，我与朋友们聚餐，大家都是老朋友，平时难得聚在一起，所以个个都高谈阔论。就在这时，坐我身边的一位朋友吃了口冷菜，忽然就打起嗝儿来，而且一声连一声，连话都没办法讲。朋友们递水的递水，抚背的抚背，说："别急，越急这嗝儿就打得越厉害。"还有一位朋友说："快，自己吞口水，连续快速吞7口就能止嗝儿。"我被这个方法给逗笑了，不要说我们嘴里不可能连续产生7口口水，就是有，这么个吞法还不得被噎着了。于是，我看看桌上，迅速拿起一支筷子，在水杯里搅了几下，然后用纸巾擦干，接着拉过朋友的手，用筷子比较细的一头戳在朋友的少商穴上。就这样按了30秒钟的时间，朋友的嗝儿止住了。这下，朋友们都好奇起来，说："这是什么方法？怎么这么好用呢？"我则笑着说："好用你们就记住这个穴位，以备不时之需。"

为什么少商穴可以止嗝儿呢？说起来非常简单。打嗝儿在医学上被称为"呃逆"。人体膈肌受外体冷气、硬物等刺激而发生暂时性痉挛收缩，从而令其血液供应不足，于是产生打嗝儿的症状。而少商穴是手太阴肺经上的一个穴位，可以有效地排泄体内肺经之气，这就能起到缓解食道、气管以及肺部的气体对冲以及堵塞等功能。所以，按压它就等于给膈肌做疏解运动，用来止嗝也就立竿见影了。

少商穴位于我们大拇指的指甲下方外侧边缘处，很好找。当突然遇到打嗝儿不止时，我们就可以找一个比较尖一些的东西，或者直接用自己另一个大拇指按压该穴位。按下去之后，这里会产生酸痛感，不要马上离开，持续半分钟的时间，这样再缓缓放开少商穴就可以了。一般情况下，比较尖锐一些的圆头物体最好用，如果用自己的手指按压，则要持续1分钟以上的时间。

说起少商穴，它是个非常实用的穴位，它不但能快速止嗝儿，还能让你止咳。有的人就会因为一口冷气吸下去，结果咳个不停。这时，你不用着急，拿过自己手边的笔或者是牙签等物，点刺少商穴，不要怕疼，多持续一会儿时间，就能平复咳个不停的现状。而且中医还讲究刺血法，就是给少商穴放血。这个方法虽然说起来有点儿血腥，但并不可怕，因为只要用针刺破少商穴，然后挤三五滴血即可。这是还肺以清凉的做法，引出肺经热气，为肺脏降温。只不过，用这个方法时要讲究针的卫生程度，一定要进行全面的消毒。同时，被刺过的手指也要及时止血，这样才能保证个人的安全。

按揉列缺穴，治疗肺经疾病的"良药"

在我们的手腕部，有一个穴位叫作列缺穴，它属于手太阴肺经上的穴位，补益肺气的功能非常大。不仅如此，列缺之意为肺经之水在这里溢流各处，因此其宣肺散热、疏通经络的功用非常强。平时，如果患上感冒头痛、咳嗽气喘、支气管炎等肺经疾病，则都可以从列缺穴上来进行治疗。

邻居老林的女儿恋爱了，没想到老林对那个青年怎么都看不顺眼，所以死活不同意女儿与那个人交往。为此，女儿与老林像成了冤家一样，一说话就争吵，一争吵女儿就摔门而去。有一次晚上10点多，女儿又一次生气地离家。老林的妻子说："她一个女孩子，这么晚了出去多危险，都怪你。"老林也不放心女儿，所以自己出去找到11点多才回家。结果女儿没找到，第二天，老林还感冒了。老林是又气又病，只觉得胸闷胁疼，咳嗽气喘，全身都没舒服的地方。吃过饭便一个人坐在小区广场边的石凳子上一边叹气，一边咳嗽。

我刚好在老林旁边，就听他咳嗽的一声比一声重，而且气息不足的样子，便关心地说："老林，感冒了吧？要注意身体。"老林又叹口气，说："女儿大了，不听话。身体也老了，不中用，真是没啥意思。"我连忙过去安慰他说："孩子的事是小事，让她自己去看着办，倒是你这感冒，可要抓紧看，要引起气喘就不好了。"老林却说："已经气喘了，只感觉气不够用，胸口还闷得慌。"看着老林的样子，我作为医生的责任感又来了，说："那还不看病？其他什么事都是假的，身体健康才是真呢。"我一边说着，一边帮他按摩列缺穴。按了一会儿，老林说："感觉舒服多了，心口没那么堵了。"我知道这是穴位起效了，便说："干脆我给你艾灸一下，让这感冒咳嗽也快点儿好起来。"说完，我拉着老林到我家，帮他艾灸了10分钟，就明显感觉到老林气息平畅起来。我又再三嘱咐老林，自己每天按摩列缺穴；没过2天，老林咳嗽气喘的问题全好了。他自己说："经过这么一按，就感觉像吃了颗顺气丸，心里真是好受多了。"

老林之所以气喘胸闷，就是因为肺经不通，加之有咳嗽有痰，自然要进行宣肺理气才行。而列缺穴对此功效最为显著，按摩它就相当于疏通肺经之络。自己在按摩这个穴位的时候，可以从手腕部横纹向上1.5寸的地方下按，它刚好处于肱桡肌与拇指肌腱的夹缝中。对列缺穴定位时，有一个小窍门，那就是双手虎口相交叉，在上位的食指会刚好抚于另一只手腕部桡骨上，这时，顺桡骨突起向下，便有一个下陷点，这里就是列缺穴了。

对列缺穴进行艾灸及针灸都很不错，能活络通经、止咳平喘。只不过针灸一定要专业的人来施针才行。而艾灸不一样，自己买了艾条，对着列缺穴3厘米的高度，缓缓熏灸，温度不要太高，列缺穴能感受到温和就行。一次艾灸5~10分钟，严重的一天灸1次，病情轻的可隔天灸1次就好了。

按摩列缺穴的功效也很好，只不过手法很有讲究，可采取按、揉、掐、推4种方式。按法就是以拇指为用力点，将其放在列缺穴上，从轻到重，逐渐用力，深按再轻轻抬起来，然后反复依此进行30次即可。揉法则是用拇指指腹对列缺穴进行揉动，边揉边向下用力，来回捻动；这样坚持3分钟就够了。掐法一般适合咳嗽严重的人群，主要是用拇指的指甲向列缺穴下掐，掐下之后与食指相结合再上提此穴位，如此连续做30次左右才行。还有一个推法，用拇指指腹放在列缺穴上，均匀地推动，由上而下反复进行，推动5分钟左右时间。4种手法可根据自己的习惯来运用，基本上都能很好地调理肺经之病症。

伤风咳嗽，按揉鱼际穴作用大

伤风咳嗽是秋冬常见病之一，不管老人还是孩子，都可能会动不动就感冒了。遇到这种情况，频繁地跑医院、吃药打针可不理想。毕竟这不符合养生保健的法则，对自身的免疫功能也有所损伤。如果从自己身上找到解决感冒烦恼的"药方"，那就太理想了，相信很多人都会有这种想法：伤风感冒自己治多好。在这里，我就告诉大家这样一个祛风寒、止咳嗽的良方：按摩鱼际穴。

鱼际穴位于我们手部的大拇指下方，取穴时，只需要把手掌打开，从掌心到大拇指下方连接手腕的部分，有一块皮肤泛白、肌肉突出的地方，这里是大鱼际；而在拇指根部与腕关节连接的地方则叫小鱼际穴。平时，按摩小鱼际的功效更强，因此简称其为"鱼际穴"。如果感觉自己不好区分，也可以将双手虎口相交叉，这样下方的大拇指刚好按在另一只手大拇指下方的肌肉边缘，这里也就是鱼际穴了。

不要觉得鱼际穴只是小小一个穴位，就看轻了它，它素有"保命穴"的称号。通常老年人在遇到心脏憋闷、心绞痛的时候，自己对着鱼际穴用大力刺激9下，就如同吃速效救心丸一样管用。不过，鱼际穴最全面的效用还不止于此：它善宣肺理气，最能调理气机；对呼吸系统的疾病都能调治。因为它是肺经上重要穴位之一，与少商穴有异曲同工之妙，所以不但善行肺经之气，还能增强肺部气血代谢，从而达到强肺理气的效果。所以，鱼际穴又向来被称为"强肺的养生要穴"。对它进行按摩，不受时间与地点的限制，什么时候想按就什么时候按。比起感冒药来，它可是好用得多了。

当伤风感冒引起咳嗽的时候，便用拇指用力按揉鱼际穴，每天不限次数，有时间就按几下。一次最好坚持2分钟左右，这样按2天就可以发现咳嗽减少了，感冒的不适也减轻了。这是因为肺主皮毛，当伤风，人体皮毛不通，卫气不固，引起肺卫功能不强；而对鱼际穴进行按摩，便促进了身体的血液循环，从而使肺气功能被提升，于是，经络打通，病症自然就慢慢消失了。

而有的人刚刚感冒，症状还不明显，这时是治疗的最佳时机。我们可以双手对搓鱼际穴位。搓的时候手心相对，左、右手鱼际穴相吻合，一上一下来回进行。这样坚持5分钟以上的时间，直到鱼际穴感觉到发热、泛红时，便可将双手浸泡在温热的水中。基本一天这样搓2次，刚刚要来的感冒便很快就会打退堂鼓了。

鱼际穴除了能有效地清退伤风引起的感冒症状，还能调理身受寒气而引起的脾胃不振，因为身体之气全由肺发挥主持，而脾胃不振则是气机阻滞造成的气血不畅。如果能每天对鱼际穴进行按摩，就可以疏通经络，增强气机；脾胃受肺气宣发，令气血得到促进，于是，脾胃不振之症也就得到了良好的改善。

同时，对于养生的中老年人群，鱼际穴是不可错过的保养大穴。每天对它进行按摩、揉搓，就能很好地化肺经水湿、散脾土之热，从而让整个呼吸系统都得到调理。这样，气喘、肺炎、咽炎、支气管炎以及小便不利等问题都会得到很好调理。只不过，按摩鱼际穴是一件持久的事情，急于求成的心理千万要不得。每天可以经常按摩，每次三五分钟；身体虚弱的人，可相应减少按摩的时间，通过增加次数来达到慢慢累积的效果。日久天长，你就能看到鱼际穴为你身体机能的增强带来的好处了。

嗅觉不灵、呼吸不畅，掐按鼻翼两侧的迎香穴

感冒的人总会感觉鼻塞不通、呼吸不畅；还会因此闻不到味道，面对着美食也生不出一点儿食欲。中医认为：鼻为肺之窍。当人感冒时，肺经不通，气机不足，鼻子作为呼吸的通道，自然也就隔绝了与外界的联络。所以，想要让鼻子不塞、嗅觉不钝，最好的法子还是要从穴位上打通人体清阳之气。

秦大爷是朋友介绍来的病人，因为一直有流鼻涕、头发沉的症状，自己老觉得有重病。我在给秦大爷号了脉并做了相应的检查之后，问："你平时咳嗽吗？有没有痰？"秦大爷说："咳嗽倒不咳，但是有时因为抽鼻涕，会觉得鼻涕抽到了嗓子眼，这样就感觉有痰出来了。"这其实就是随着年纪的增长，体质下降，鼻涕增多了。这样的人一般嗅觉都不太好，所以我问秦大爷："嗅觉怎么样？不受影响吧？"秦大爷摇头，说："不好，一点儿都不好，因为老闻不到味，所以感觉生活都没滋没味了。"这话不错，可是很大一部分老年人都有这样的问题，只不

过他们往往选择忍受，而不是治疗。

我让秦大爷坐直了身子，保持颈部端直，用2个拇指按压他鼻子两侧的迎香穴，然后轻轻揉动。秦大爷说："感觉这里酸酸的，朝着额头扩散。"这就对了，我再继续左右旋转手指，顺时针、逆时针各按了30下，放开手后问秦大爷："现在感觉怎么样？"秦大爷吸吸气，说："感觉鼻子通畅多了，头没有那么重，很舒服。"我笑着说："那就照这个方法，每天回家去按揉这个穴位，过一段时间，你的鼻涕就不流了，而且还能闻到味道呢。"秦大爷满意地离开了。过了有1个月的时间，朋友和我通电话时说："你在秦大爷眼里成神医了。他说你只是对着脸按一按，就能把病治了。"我听着也感觉好笑，这可全是穴位的功劳，与我没多大关系。

迎香穴属阳明胃经之穴位，胃经输布出来的气血由此传递。因为气血循行，所以鼻子才可以自由地呼吸并嗅出气味。也就是说，如果经常对着这个穴位进行按摩，就能增强气血的通畅，增强对外邪的抵抗能力。

按摩迎香穴的方法很简单：首先要正确取穴位，它位于人的鼻子两侧，以唇沟为中线，以鼻翼为两侧端点，各自向旁移动1厘米即是。然后用自己的食指指腹按压迎香穴，按下之后不要马上抬起手指，而是从左向右慢慢揉动，再抬起手指，再次向下按压，如此连续30次。接着，再按此方法向右边按揉30次，这样每天进行1次。只要坚持按摩，鼻子的嗅觉就会有所恢复，但一定是个缓慢的过程，心急没有效果。

不过，如果是治疗单纯的感冒流鼻涕、鼻塞，那就要用不同的揉法，正常端坐，手指放于迎香穴上，用力吸气，然后手指朝着鼻翼外侧向上揉按；接着慢慢呼气，而手指则向内侧朝下按揉。这样一上一下为1组，一共做10组左右即可。基本上，普通的感冒、流清涕，很快就能好起来。

肺阴虚身体弱，每天按摩合谷穴

老人与孩子最容易肺阴虚，这就会使他们经常咳嗽、有痰，但是吐不出来。除此之外，肺阴虚还会让他们的体质越来越虚弱、出汗、气短、没有精神，甚至嘴里有异味。这些症状都是因为肺阴亏虚所引起的。当体内阳气过旺，阴液就容易被耗损，从而产生阴阳不平衡的问题。中医说："肺为娇脏，不耐寒暑。"因此，想要体质强健、抵抗力强，就得从根本上摆脱肺阴虚的问题。

我就遇到过这样的病人：孩子已经12岁了，身高还算正常，但身体非常瘦弱。不仅如此，人也特别萎靡，不喜欢说话，坐在一边动也不动。孩子的母亲说："这孩子老咳嗽、出汗，而且容易发烧，睡觉也不好，手心、脚心总是出汗。"我给孩子做检查，明显地感到脉象细数，这是肺阴虚弱的症状。肺阴过度耗损，造成人体体温升高，这就会让病人感觉到燥热，出现咳嗽以及出汗、发烧等症状。所以，孩子现在要补充肺阴的不足，从而改变肺脏的问题，彻底增强体质。

我为孩子开了点儿补充肺阴的中药，告诉孩子的母亲："平时多给孩子吃点儿梨、银耳、川贝、丝瓜之类的食物，另外要给孩子按摩穴位，以保持肺脏的经气平衡，提升身体的抵抗能力。"那位母亲一听穴位按摩，立刻就慌了，说："医生，我对穴位一窍不通，不知道怎么按呀。"我连忙告诉她："放心，不复杂也不麻烦，只要平时多捏捏就行。"说着，我从孩子的手上找到合谷穴，然后一紧一松地按压了几下，问孩子："这样麻烦吗？自己也可以按对不对？如果妈妈忘了给你按，你就自己左手为右手按，右手为左手按，记住了吗？"孩子和他母亲都笑了，说："我还以为是多麻烦的按摩方法呢，原来就是捏捏手呀。"我并没有多说什么，只要他们感觉方便就行，然后送他们离开。过了2周多的时间，孩子由他母亲陪着再来回诊，精神状态已经好了很多。他母亲说："现在咳嗽好多了，但还是出汗，不过这段时间没发过烧，精神上看起来也好很多。"这就是肺阴慢慢修复的过程。我告诉他只要在饮食上注意，然后每天按合谷穴就行。

合谷穴就是我们平日所讲的虎口。取穴时可以左、右手虎口交叉，一只手的大拇指稍弯曲一下，指尖刚好就对着合谷穴了。此穴作为大肠经上的一个穴位，有着很好的输送水湿功能，多为它做按摩，就能让身体的经气向上推送，达到制约肺阴不足的问题。

按摩手法也很简单，一般要先从左手开始按起，右手拇指与食指对捏左手手掌，右手拇指按在合谷穴上，然后用力捏下去，持续10秒钟，再慢慢松开，如此反复进行。按的力度要自己保持，以可感受到酸麻、胀痛为宜。每天1~2次，每次3分钟，然后再换右手，继续按1次。对于常年肺阴虚的人，这个穴位要长时间地按摩，才会产生作用。

另外，在按合谷穴的时候，进行适当的食补很有必要，这样可以让肺脏很快得到调养。通常，辛辣食物要禁食，而且太燥热的食物也尽量少食。有酸味的食物是肺最喜欢的，多吃一些能起到补肺虚、收敛肺阴的效果，因此可多食酸性食物。不过，不管你是不是肺阴虚，如果已经怀孕，就不要捏合谷穴了，否则很有可能导致流产。

突然咳嗽不止，按压手脚上的止咳点试试

咳嗽是人人都经历过的事，但有一种却不同，那就是没有感冒，没有肺炎，可是突然咳嗽起来，就好像喝了口水被呛到。这种咳嗽通常被称为"急性咳嗽"，来得出乎意料又会持续不断。遇到这种事，自己难过不说，还影响别人，特别是在工作或者正在开会，那种尴尬可想而知。不过，大家可能没有想到过，遇到突然发生的咳嗽，又不能停止时，按压一下手脚就很管用。

记得有一次给病人看诊，我正和一位腰疼的病人沟通着他的病情，他说着说着话，突然就咳嗽了一声，接着便接二连三地咳起来，而且咳的频率越来越快，那样子非常痛苦。一边陪同的家人连忙给他拍背，虽然咳嗽了一阵子之后有些减弱，却并没有停止的意思，他说："我好像咽口水的时候被自己呛到了，之前也经常会发生这种事。"我作为医生当然不能看着病人难过，而且他这种咳嗽也遇到不止一次了。我拿过他的手，手背朝上，然后在手指根部按下去。他说："这里很疼呀。"我说："疼就说明有问题。"说着，我便继续按。这样按了3分钟，他咳嗽的声音越来越小，频率降低。我这才告诉他："下次再这样突然咳嗽起来，就对着手这里按。如果方便，就按完手之后，再脱了鞋子按脚上同一位置，越疼就越要按，等到疼点揉开了，就不咳了。"病人感到各种奇怪，说："还是第一次听说，怎么咳嗽按按手脚也管用呢？"

相信很多人对这个方法都会好奇，但它的效果就是这么真实而好

用。《黄帝内经》中有一句话，叫作："五脏六腑皆令人咳，非独肺也"，还有一句是"皮毛先受邪气，邪气以从其合也，五脏各以其时受病，非其时各传以与之"。这就是说，人的五脏六腑有了问题都会致使咳嗽发生，不过所有的咳嗽肯定都与肺相关。因此，对于突然而发的咳嗽，就要从它的敏感点来进行制止，而不是单纯地去对着肺经用力。手背与脚背正是急性咳嗽的敏感点，对它们进行按压，通常5分钟就可以见效。

手背与脚背上的敏感对应点来自于小腿上的阿是穴，也就是说，刺激敏感点的时候，阿是穴就会产生刺激，从而通过自己与经络、脏腑之间的联系，进行上下沟通，将气血所需输布全身各处。而且阿是穴在中医眼里，向来都是治病最好的刺激点，因此，遇到这种突发的咳嗽，就要从它这里打开通路，让急性咳嗽得到缓解。

当然，手背与脚背只是一个统称，并不能全面按到。在寻找定位的时候，可以以手上食指与中指交结处向下一点。用另一只手的食指与拇指对捏另一只手掌，然后沿着中、食指分开处向下按，一般按到痛的地方，就是敏感点了。脚背上也是这样，从第二趾与第三趾分开的骨缝处下按，遇到痛点进行按压即可。按压的时候，可加大一些力气，一边按一边捻压，这样对刺激阿是穴更有作用。手与脚分别按压3~5分钟，就会收到不错的效果。

同时，手上、脚上有不止1个止咳的敏感点，比如手心里的大鱼际处，脚心里大踇趾下方的白际肉处，这些地方都能止咳。只要自己用心，就可以发现按摩哪一处敏感点对自己的情况最有效，这样总结经验之后，慢慢就能缓解突如其来的麻烦了。

一般性气喘，手脚上的止喘点一按就灵

喘，是一种比咳来得更严重的呼吸系统疾病，又很容易发生。比如，感冒治疗不及时、本身支气管敏感等，这些时候，支气管往往因刺激而收缩、肿大，致使其管内空间变得细小，让空气的流通产生障碍，气喘便发生了。这时，人会喘息不匀、呼吸不畅，那份难受是非常折磨人的。遇到这种问题，人们通常选择药物治疗：止咳化痰，支气管扩张甚至是肾上腺类固醇等齐上阵；而这些方法在减弱了自身功能性的同时还会产生其他不良后果。殊不知，在我们的身上，就有快速化解一般性气喘的"良药"，一按就灵，非常好用。

前段时间天气骤变，气温一下降了五六度，所以感冒的人不少。而我们的医院里也迎来了一批有气喘的病人，其中有一对老夫妻，两人相互搀扶着走进来，老头儿很细心地为老太太拉开椅子，让她坐在我面前，还一边用手不断给老太太抚着后背。我便问："哪里感觉不舒服了？"老太太没开口，老头儿先说话："哎，这都是我不好，家里的那桌椅都脱漆了，我没事做就给上了上漆，没想到这气味有点儿重，老伴闻着说头疼，再加上气温忽然变低，结果昨晚上就喘起来了。看着她这样子，我都替她难受。"我笑起来，这是对非常恩爱的老夫妻。接着，我问了一些老太太平时的情况，又为她号脉，发现没什么大问题，也就是一般性气喘，便说："不用担心，没什么事，调理一下就好了。"

我一边说，一边从老人的手上寻找止喘点，告诉她："这个点能记住吗？每天按几次很快就会好。"老人频频点头，但她显然不明白喘

与手有什么关系，于是，我为她按下止喘点，稍加用力来回揉动。老人很快就感觉到了轻松，说："怎么这么灵呢？心里好受多了。"我又告诉她："别急，这只是初步，除了按手上的这个位置，你还要按脚上同一个位置。"说着，我拿了桌上的穴位图指给老人看。没想到老头是个养生"专家"，一看穴位就明白了，说："这简单，回去我帮她按就行。"然后，他又对老太太说："我说得没错吧？看中医更好，不吃药不打针，按一按就好了。"我被老头儿的话逗得笑起来。这应该是一种养生的心态，如果大家都能有这样对自身的自信心，就不愁身体上的小毛病了。

止喘点是我们身体上止喘的特效穴位，它与止咳点不同，它位于我们手掌与脚掌的外侧，其点两两相对。手掌上以无名指与小指分开处向下，手背与手心处各有1点。自己用手指按压时，对捏的方法刚刚好。而脚掌上也要采取这样的手法，止喘点就在第四趾与第五趾分开处向下1指的地方，脚心与脚背两点对应，可用食指与拇指同时捏住，然后用力。

不管是手掌还是脚掌上的止喘点，按摩时都应该尽量用力，达到有酸胀感为宜。然后边按边揉动，不要松开手指，持续3分钟以上的时间。如果发现疼痛严重时，就要持续按揉，直到痛点散开，这时就能见到止喘的效果了。可以说用止喘点来止喘比起用药甚至还要灵验，而且对身体没有任何副作用，是养生保健所必须记住的。当然，这几个止喘点对于一般性的气喘效果是很好的，但如果你气喘严重，或者是肺气病等引起的气喘，则要改变方法。不同的病症有不同的治疗方法，这个道理对于穴位而言也是适用的。

心肺功能弱，膏肓穴能有效提高

　　说起心肺功能，它们就像人体正常运转的发动机，只有它们不停地运转，我们的身体才能正常而健康地存在。因此，身体是不是好，在很大程度上就要看心肺功能是不是强大。如果心肺功能比较弱，那么这个人肯定体质差、呼吸不好，同时不能过度运动；而且，这样的人一旦心跳速度加快就会产生气息不够用的症状，从而引发心脏的问题。

　　正因为心肺功能十分重要，我们才需要为自己打造强有力的心肺功能。当然，增强心肺功能的方法很多，比如，有氧运动、户外锻炼等。但这些方法都需要一定的时间与毅力，不能坚持也就看不到效果了。不过，这也不用太着急，因为还有一种提升心肺功能的方法就在我们自己身体上，比起运动，它可是好用多了。那就是刺激膏肓穴可以有效提高心肺功能，而且绝对简单好用。

　　膏肓穴位于我们背部第四胸椎棘突下，以脊椎为中线，左右各旁移3寸的地方。一般在寻找它的时候，可以直立端坐，然后弯起膝盖直接抵到自己的胸前，双臂相结叉，用手捂住膝盖，头部向下低，尽量让额头压在手背上，这时，两个肩胛骨被充分打开，在第四胸棘突的肩胛骨内侧，用手压上去就会疼痛，并传至手臂，这里就是穴位的正确位置了。

　　膏肓穴专门用来输布膀胱经的气血，运化五谷精微。它的热气沿着膀胱经上行，然后将身体膏脂化水下行，排出体外，因此，它具有散热排脂之效。在中医的运用中，这只是膏肓穴的一个功效，对它进行刺激，就能令身体气血通畅，从而能强身健体、强壮心肺功能；所以，它更多的用途是用来治疗支气管炎、乳腺炎等各种慢性虚弱疾病。

对于膏肓穴的刺激可用艾灸法，也可用刮痧法，或者直接敲、捶即可。一般对膏肓穴进行艾灸，是采取隔天1次的方法，用艾条悬于膏肓穴上，采用温和灸法，持续10~20分钟的时间。这样经常进行灸治，不但维护心肺功能，而且能防治感冒、咳喘以及提升自身免疫力，对身体非常好。

只不过，这个穴位自己敲打起来不太容易，加之要日久天长地来进行才更有效果，因此有一套切实可行的运动来刺激此穴位就变得非常重要。刺激方法并不复杂，平时抽点儿时间，稍加练习就有效：首先，两腿站立，双膝稍弯曲一些，让身体重心保持在右脚上，然后轻轻撤动左脚约1步距离，然后右脚朝里转，左手朝内弯，向前、下画圆挥动，将手指从小指开始逐个握于手掌心。这是第一步，做完之后再将身体重心移于左脚，同前面一样，换方向做1遍。接着开始第三步，身体向前稍倾，膝盖弯曲，腰部以上朝左转，将右手臂朝外划圈状；做完之后，换方向朝右继续进行1次。

这套动作基本就是以腰、肩、臂3个部位的协同运用，从前到后，从拉到伸，再从紧到松，可以充分地让腰得到活动，而肩胛部也得到有效的刺激。时间上也不过几分钟，而膏肓穴却完全受到了有效的按摩和活动，从而直接促进心肺功能的提升。

第五章 调养脾胃，帮助消化的身体『大药』

消化不良，腹胀腹痛，多吃一点儿就会感觉身体不适，这当然都是肠胃的气机失调所致的。如果看西医，则医生肯定会开些消食片给你吃；但如果看中医，就不一样了，因为这样的消食片，在我们自己身体里就有，完全没必要花钱去买。

消化不良，内关、足三里就是消食片

消化不良，腹胀腹痛，多吃一点儿就会感觉身体不适，这当然都是肠胃的气机失调所致。如果看西医，则医生肯定会开些消食片给你吃吃；但如果看中医，那就不一样了，因为这样的消食片，在我们自己身体里就有，完全没必要花钱去买。而且，外在作用力用得多了，肠胃就会养成依赖的习惯，自己的功能倒被慢慢地弱化，这就成了恶性循环。因此，能不用药来对付消化问题，还是不要用为好。

这样的病人我平时见得很多，特别是一些年纪慢慢增高的人群，因为肠胃动力减弱，消化就成了大问题。我多会告诉他们一些穴位按摩解决问题的小方法，不但好用，而且方便。有一次，一对好朋友一起来看消化不良。原来，两个是朋友，同一桌吃饭，吃好之后又一起喝茶，结果慢慢就感觉不对劲，胃胀，疼痛，其中一个还呃逆。他们都是50多岁的年纪，其中一个这样说："我们哥俩儿长时间没见了，这一见了特别高兴，还特意点了我们一起上学时都爱吃得菜，谁知道岁月不饶人，吃完就'集体'来医院了。"不用问，这就是吃得有些多了，再加上肠胃功能不怎么样，肯定会消化不良。

于是，我先为其中那位有呃逆的病人按压内关穴，明显有疼痛感，内关穴按了5分钟，然后对着足三里施灸。10分钟之后，那位病人长长地喘了口气，说："好多了，总算不那么顶得慌了。"这时，坐一边看着的那位病人就问："这么灵验吗？那我们不是自己也会治疗了？"我笑起来，说："当然可以。穴位就是人人都能按的，只要你知道按哪个穴位，就能治疗相应的症状。"说着，我让那位病人自己动手，没有采取艾灸，而是分别对内关穴、足三里用手按压。每个穴位各按了5分钟，他也笑了起来，说："果然是灵验，我现在可算记住这个方法了。"

内关穴在我们手腕部，以手掌与胳膊相连接的横纹处向下2寸即是。它属于心包经上的穴位，对它进行按摩，可以促进心包经的活跃。同时，对内关穴进行按摩，还能有效缓解呃逆、胃痛等症状。《黄帝内经》说过："阴溢为内关，内关不通死不治。"可见内关通畅与否，直接关系到身体的健康与否。多按压它，就相当于为心脏通疏气血，从而保持人体气血充盈。

不过，内关穴的位置是在手腕部的两条大筋之间，按压的时候，可采取掐法，或者用相对钝一些的薄状物进行刺激，比如，用一元的硬币，使其边缘按于穴位上，然后顺着筋缝来回滚压，效果就很好。对它进行3分钟以上时间的按压之后，梗在胃中不肯活动的感觉很快就能消除，这是气机通达的感受，效果非同一般。

而足三里则是人体又一个重要的大穴位，民间有"要想身体安，足三里常不干"的说法，因此，对它进行按摩，是非常有利身心的。足三里为胃经穴位之一，位于膝盖外侧方，骨突边缘向下3寸处。对它进行按摩，可以治胃痛、缓解消化不良，而且更能安神，治疗失眠等症，非常通用，又特别管用。

对足三里施灸，是很好的养生保健方法。点燃艾条之后，使其距离穴位3厘米左右，然后温和灸治，时间上要相对长一些，15~20分钟都行，一般情况下，先左后右，依次进行。但不能天天灸，一周3~4次即可。相对来说，按摩就简单得多，可以每天按，而且只用手指点按、推揉即可。每次保持3分钟以上的时间，每天1次。

通过对内关与足三里的按摩，胃部的气机阻滞、横逆犯胃就会自然被疏通；就算有长期的血瘀不行、肝气郁结等症，也可以对这两个穴位进行按摩。随着时间的推移，胃肠功能不足的问题就可以逐步改善，同时可调补脾气、健中和肠，对养生有着很大的帮助。

便秘、拉肚子，天枢穴都能治

便秘、拉肚子都是肠道功能紊乱而造成的病症。面对这样的问题时，最好的方法除了注意饮食之外，还要进行自我身心的调理。只有人体气机顺畅、肠道功能正常，这些问题才能得到肃清。因此，遇到便秘、拉肚子的小事，不要再跑医院了，从自己身上着手，为自己开一副"穴位药方"更实在。

说起食物对肠道的影响，我就想起小龙虾来。现在的年轻人都爱吃小龙虾，可这种东西说起来总不好处理干净，因此时常有吃完拉肚子的情况发生。同事小王就是小龙虾爱好者，有一天中午，他接到同学的电话，美滋滋地出去吃小龙虾了。没想到回来不到1小时，他就感觉肚子不对劲，疼得他捂着肚子就往厕所跑。过了好半天他才回来，脸色发白，说："今天的小龙虾肯定没洗干净，我这肚子可算遭殃了。"其他同事就说："看你下次还吃不吃。"小王却苦着脸说："我都不知道这次能不能挺过去呢，还下次？肚子疼死了。"我却笑起来，说："哪有这么严重？来，我送你一味'药'，用了保管好。"小王立刻问："哪里呢？"

我直接让小王躺在休息室的沙发上，然后取了艾条过来，对着他的天枢穴进行艾灸。没有5分钟的时间，小王已经忍不住高兴起来，说："感觉肚子不疼了。"我并不理他，继续又灸了10分钟，然后才说："这会儿不但不疼了，肯定也不用再去厕所了。"大家都说："还是这招好，又止疼又止泻。"果然，小王到了下午快下班的时候过来找我，说："你这个方法真灵，我整个下午跟正常人一样，没受一点儿影响。"

其实，很多人都知道，天枢穴的功用不但止泻还治便秘，虽然手法上略有不同，但都非常管用。只是平时大家更依赖于现成的药物，只有吃下去，才会感觉放心，反而倒忽略了这味身体上的"大药"。天枢穴是足阳明胃经之穴，又是大肠的募穴，对于调理脾胃、补益肠腑，功能最强。《黄帝内经》这样说它："天枢之上，天气主之；天枢之下，地气主之。气交之分，人气从之，万物由之。"这也就是说，天枢穴主人体上下通畅之气体。人体气机失调，大肠功能紊乱，这时对天枢穴进行治疗，就能降浊顺气，起到调治大肠传导之功。

艾灸的方法，通常用来治疗腹泻最为管用。艾灸时，先找准天枢穴。一般人体以仰卧为主，然后以神阙穴，也就是我们所说的肚脐眼为点，向两边各外移2寸，就是左右天枢穴了。持点燃的艾条温和施灸，悬灸时要距穴位2厘米以上的距离，进行10~20分钟，便可以很好地止住腹泻了。

对于便秘这样的问题，采用按摩的方法更理想一些，而且平时自己站着就能进行按摩。首先要两脚分开，距离与肩同宽。这时，将食指与中指合并，按压在左右天枢穴上，小腹向前挺，并慢慢吸气。这样一边吸一边用手按压，反复做10次左右即可。当然，躺在床上更方便按摩，用中指直接按于天枢穴上，便秘的人会感觉到酸胀，这时，用力下按，肚子屏气不动。如此坚持1分钟，再用手指逆时针方向画圆，画上30圈左右，就有便意了。

平时如果只是预防，则可以在每天晚上睡觉前，将双手搓热，然后贴于天枢穴上，稍加用力上下推动，这样持续5分钟以上的时间，就不会发生便秘的问题了。不过，孕妇不可按摩、艾灸此穴；女性在生理周期时，也要避免对此穴进行按摩。另外，身体比较肥胖的人，除了要加大点儿力度之外，还要有点儿耐心，因为见效没有瘦的人那么快，可千万不能着急了。

恶心呕吐，就按中魁穴

除了孕妇，肠胃不好的人平时也时常会恶心、呕吐。这就是因脾胃失和，胃不能降浊，清气不能上升，从而引起恶心与呕吐的症状。其实，孕妇也是如此，当胎盘所分泌的人绒毛膜促性腺激素抵制了胃酸的分泌时，孕妇就会产生食欲的改变及胃肠的不适，因此脾胃不调，又呕又吐。但不管是哪种情况，都不利于人体，特别是会伤及胃与食道。所以，再遇到这样的问题时，不妨快速按摩中魁穴来缓解。

我的侄子年前刚刚结婚，爱人很快就怀孕了。这本是天大的喜事，可是孕妇反应极大，每天看到东西就想呕，好不容易吃点儿下去，一回想又要吐出来。到最后只剩下恶心、呕吐了。怀孕3个月，吐了有1个多月了，天天如此，侄子看不下去了，找我来求救，说："对孩子好不好我不知道，可你看我媳妇那脸色，菜黄菜黄的，明显就是营养不良吗。这样吐下去可怎么办？"我们都很清楚，孕妇吐得太多了，不止对自己身体不好，胎儿的营养与健康也会受到影响，所以止吐、止呕很有必要。但是，孕妇绝对不适合用药来止呕吐，我就告诉侄子："回家之后，给你爱人的中指关节处做按摩，每天多做几次没关系，很快就好了。"侄子只感觉云里雾里，说："这是什么法子呀？感觉太玄乎了。"不过平时他很听我的话，回去之后便给爱人的中指关节进行按摩。当天晚饭，她吐了1次。晚上再次按摩，早上她顺利地喝了牛奶；中饭时再次按摩，稍有恶心，但没有吐出来。侄子被这个效果惊得目瞪口呆，给我打电话说："这些天来，我被她吐得都头疼死了，没想到这样按一按就能止住啦。我怎么感觉那么不真实呢？"我被他逗得笑起来，说："那是你早没问我，早问了我，她绝对不会吐成现在这样子。"

那为什么呕吐的时候要按中指关节处呢？其实是因为这个位置正好是人体中魁穴，它属经外奇穴，位于中指背面第二节关节处。在中医书里，这样记载中魁穴："若患翻胃并吐食，中魁穴莫教偏。"也就是说，中魁穴的作用就在于止呕、止吐。这也不奇怪，因为它所在位置，刚好通调三焦气机，降逆和胃功效明显。对它进行刺激，就相当于对身体气机进行调理，胃能降浊，脾能升清，人体也就清升浊降，各自相安了。

其实，这个穴位在古代就被广泛运用。那时的女性都会在中指戴一枚戒指。在当时的年代，可不懂什么结婚戒、订婚戒，只是这个小戒指戴于中指，时常用来摩擦中魁穴，完全是取保健身体、调理脾胃的作用。可见古人对身体穴位的了解与呵护，已经到了日常必行之的地步。

按摩中魁穴，只要简单地用手指对揉就好，不仅能改善呕吐、恶心的症状，而且可以有效缓解食欲不振、嗳膈等问题。如果遇到呃逆不止，则可以用艾炷来进行艾灸，一般灸5壮左右便可起效。如果手边没有艾条、艾炷，则完全可以随手拿点燃的香烟来进行温灸，效果一样好用。另外，平时有人会晕车、晕机，这时不要着急，两手轻握，然后中指指关节对碰，来回搓擦，就能很好地止住眩晕，让想要呕吐的胃也平静下来。这可是一味"特效药"，大家记着以备不时之需吧。

打嗝儿、有嗳气，攒竹穴点一点

打嗝儿，吐嗳气，是再常见不过的事了，如果一不小心呛了凉风，人很快就会打起嗝儿来。不过，这不算什么大毛病，一般打一会儿也就自然消失了。就算是嗳气，也不过是胃逆上升，只要注意调养，偶然发生的嗳气就会很快平复。怕只怕打嗝儿不止，连着十几天都这样，那人就要真的吃不消了。

我曾经接到过这样一例病案，病人是位70多岁的老人，多天前，因为吃饭时正与家人聊天，所以不小心打个嗝儿，接着便一个接一个地打起来，当时完全没法停止。不过，他也没当回事，毕竟这很常见。可自从那之后，接下来的1周时间里，他每天都这样打嗝儿。这下，他意识到问题了，于是就到处找偏方，可惜都没什么效果。不仅没效果，而且对吃的东西越来越难下咽，总是打嗝儿，咽下去就想要吐出来。他本来就有胃病，这下更糟了，口气重，嗳气一涌一涌地被吐出来，老人都不知道该怎么办了。

最后，老人的儿子带着他来就诊，当我问他哪里不舒服时，老人一脸无奈地说："没想到打个嗝儿还打成了病，真没听谁打嗝儿也要进医院的，太可笑了。"我告诉老人："打嗝儿就是一种病，这是人体横膈膜痉挛收缩引起的横膈肌失控，所以才会打个不停。"老人一脸的茫然，说："横膈肌是什么样子的？能切除不？"我们都笑了，安慰他说："不要紧张，不用动手术，我帮你调理正常就好。"说着，我用棉线在老人的鼻孔轻轻转动，没几下，老人便一个大喷嚏打出来，接着就2、3、4……连着打了好几个。待老人停止之后，我又用拇指点压他的攒竹穴，只持续了不到3分钟的时间，老人的嗝儿就停下来了。老人惊奇地说："还有这样治病的方法呢？"我告诉老人："你的嗳气还要继续治疗，回去之后，每天点按攒竹穴，用不了多久，你就会完全好起来了。"老人对我简直千恩万谢，嘴里一直念叨着"不可思议"之类的话回家了。

这个方法，其实就是针对胃部横膈膜气体的收缩不平衡，进行刺激、引嚏。肺与大肠互为表里，引嚏除了能宣降肺气之外，还能促进大肠蠕动。引嚏就是对肠胃进行调理。而攒竹穴作为阳明、太阳的经气交会之穴，最能清泻身体气机不和，同时能调理胃肠机理。因而，按摩攒竹穴不但止嗝儿，而且能治疗眼赤、头痛、急性腰扭伤等问题。

取嚏法非常简单，在家里自己取嚏的时候，可用绵软的东西刺激鼻孔，然后打出喷嚏即可。如果有风寒性感冒，用这个方法，就能很好地清除感冒、疏通鼻塞等症状，特别有效。在中医里，此方法就叫"引嚏祛寒"。

点按攒竹穴，要先取穴。它的位置就在我们两眉毛前端的开始处。按摩时，用2个大拇指的指腹点在穴位上，其余的手指则刚好抱住头部两侧，这样用力下按，会感觉到有酸胀感。但不要怕疼，手上力度由轻到重，慢慢加力，反复按揉5分钟以上的时间，效果也就可以出现了。有嗳气的人，按压此穴位时可屏住呼吸，待手指按下去之后，用力咳嗽，这样反复3~5次，即可获效。

除了手的按摩方法，还可以采用艾灸法来对攒竹穴进行刺激。取艾条，距离攒竹穴3厘米左右，慢慢地移动艾条，温度不要太高，以皮肤感觉到温热为宜。这样熏灸10分钟，当攒竹穴皮肤出现潮红时，便可以了。每天只能进行1次。这对肠胃的气机调理以及眼部的问题都很有帮助。

口腔溃疡，建里与巨阙将胃调理到底

口腔溃疡是再常见不过的问题，而且它多发于女性身上，不分季节，任何时间都有可能发生。通常情况下，口腔溃疡会在1周左右消失，只不过这1周的时间里，你必须要忍受吃、喝甚至说话带来的疼痛以及口唇起皮、干裂等困扰。这时，如果能从自己身上找个"药方"来抵抗它，就再理想不过了。

张女士是一个口腔溃疡的老患者了，每个月1次，有时遇到上火还会犯2次。刚开始时，张女士还会按其他病友提供的小方法，贴个修复贴、喷点儿冰硼散什么的。虽然说可以缓解一部分疼痛，可一直反复没完没了。时间长了，张女士一边抱怨着溃疡的痛苦，一边放弃治疗了，她自己就说："我实在没精力跟它较劲了，不就是疼吗，我忍着就是了。"不过，这次张女士忍不下去了，因为嘴里一下出现了2处溃面，而且过了1周还不好。张女士实在坚持不住，听了家里老人的话，来做中医调理。我看到张女士时，她的溃疡刚好处于最严重的时候，所以扁桃腺有点儿发炎，嘴唇是肿的。我问她："扁桃腺都肿了，你还准备忍下去呢？"

张女士苦笑着说："我也是没办法，这次治下去，过不了多久又会起来新的，这样，我的生活就只剩下与口腔溃疡纠缠了。"

我为张女士号脉之后发现，身体阴虚火旺，于是拿出人体穴位图，指着建里穴对张女士说："这个穴位能记住吗？"张女士边看图边在自己的身体上找到了建里穴，说："知道了，按这里就可以吗？"我说："别着急，这只是打个基础，然后沿着这个穴位向上，这里是巨阙穴，它才是真正治疗口腔溃疡的。这2个穴位，每天各按10分钟，下个月肯定不会再生出溃疡了。"张女士有些不太确定，说："就这样按着，也不用吃药调理吗？"真没必要吃什么药。我告诉张女士："你回去试一下就知道效果了，不要偷懒，下个月你才能感受到穴位的作用。"果然，1个月过去之后，张女士突然打来电话，非常高兴地说："医生，我是特意打电话向你道谢的，我回来之后对这2个穴位天天按摩，这个月居然没有复发，我简直太高兴了。"

中医认为，口腔溃疡多来自于心脾积热，这时会阴虚火旺，从而引发溃疡。当然，它与自身的免疫力也有一定的关系。当一个人疲劳、紧张、压力、生理周期不调时，溃疡会反复出现。但总体来说，它应该是身体薄弱处暴发而出的火气。这时，调理脾胃清浊的升降，使积热清泻，便可以很好地控制溃疡的发生了。

建里穴是脾胃养护大穴，所谓"建"即为"健康"之意，"里"则是"居住"的意思。也就是说，这个穴位是供脾胃健康而存在的。如果身体有不适，脾胃就不得安宁，自然要对它进行调理。一般人在胃逆、脾虚等问题发生时，按建里穴就很有效。也正是因为如此，我才会说这只是一个基础，因为脾胃能升清降浊也就意味着积热不再堆积，那体内秩序清楚了，才是开始治愈溃疡的好时机。

取穴时，可以肚脐眼为起点，沿它直线向上3寸处，即为建里穴。按摩时，可以采取仰卧的方式，每天临睡前和起床的时候，都是最佳按摩时机。按摩方法就是用食指、中指并拢，放于建里穴上，然后以打圈的手法，每天来回旋转100次即可。

接下来才是真正治疗口腔溃疡的重要穴位——巨阙穴。这个穴位在建里穴向上3寸，两穴为一条直线。它离心脏很近，就如同心脏的大门，身体水湿热气都集于此。而中医说"舌为心之苗"，当一个人嘴里、舌头有了上火的症候时，那肯定是心火过旺。这时，就要通过巨阙穴这道大门来打开水湿，为心脏泻火。因此，巨阙穴不但能让心脏安宁，而且能清泻积热而达到调理脾胃的功能。按摩的时候，只需用中指或者拇指，顶按便可以，一天1次，一次5~10分钟，不用多久，口腔溃疡就再也不会复发了。

急慢性胃痛，上、中、下脘穴"三卫士"是偏方

胃痛是胃病常见的表现方式，除此之外，还有胃胀、胃逆、胃酸等系列病症，这些都来自于胃脏的不适。当胃痛发生时，特别是急性胃痛发生时，很多人都会选择喝一杯热水来缓解疼痛。可是大家有所不知，在我们身体上，有着天然的"胃脏卫士"，这时只要启动它们，就能很好地缓解各种急、慢性胃痛。

我遇到的胃痛患者很多，曾经有一个22岁的小姑娘，让我印象深刻。当时是快要下班的时间，小姑娘被一个差不多年纪的女孩扶进来，只见她弯着腰，脸色苍白，额头还有汗珠。问她话时，她已经疼得不能说话了，嘴紧紧地咬着。我在问了她的同伴之后才知道是突发性胃痛，

我连忙让她坐下，放了一杯热水在她手里，然后才开始从她同伴嘴里了解病情："中饭吃了什么？有过剧烈的运动吗？"她的同伴说："和平时一样，吃的盒饭，就是今天中饭到得晚了，她说饿了，所以吃了很多；下午做推广活动的彩排，快要结束时，她的胃就疼起来了。"不用说，这又是一个用餐习惯不好的孩子。

现在人的习惯都是这样，一顿饥一顿饱不说，还总在饭后立即工作，甚至边吃边工作，这样时间久了，胃怎么可能不生病。当然，当务之急是为小姑娘止痛。于是，我让小姑娘躺在诊床上，取了艾条，对着她的上脘穴、中脘穴、下脘穴进行艾灸。只灸了10分钟的时间，小姑娘的气色就慢慢地好起来了，也开始能张口说话了。她对着陪她一起来的女孩儿笑了笑，又说："刚才可疼死我了，胃从来没这样疼过。"我告诉小姑娘："以后要尽量在饮食上注意一些，按时吃饭，饭后休息半小时，不然时间长了就会得胃病了。"然后，我又安排她去做胃部的检查，这才算完事。

应该说按时用餐是我们所有人都应该遵循的调养原则。胃需要呵护，只有你对它好，它才能让你消化、吸收等过程不出问题。当然，遇到这样的胃痛症状，大家也不要一味忍着，完全可以自己对上脘穴、中脘穴以及下脘穴进行按摩来缓解，如果能采用艾灸的方法，就更好了。

3个脘穴的取位都很方便，寻找的时候，以肚脐眼为起点，直线向上2寸为下脘穴，再向上2寸即是中脘穴，继续向上1寸便是上脘穴了。这3个穴位在一条直线上，又被称为"胃脏三卫士"；对于脾胃的疾病有着很好的预防和治疗作用。3个脘穴虽然同在一线，但各司其职，互相作用。上脘穴在胃的上部，与食管相对应，当人们吃饭过快或者吃得太饱发生胃胀、打嗝儿时，对上脘穴进行按摩就能很好地平复胃道不适。而中脘穴则能促进胃部的蠕动功能，因此，当胃部消化不良又胃胀不动时，轻轻按摩中脘穴就很有效果。下脘穴的功效在于促进胃内食物的排泄，因为它与小肠相近，可以将胃内难化的食物进行相应加工。这也就是说，下脘穴能加快食物消化，从而减少胃胀、胃痛的发生。而且，对下脘多加按摩，还能令胃脏中气增强，减少胃下垂的发生。

对于3个脘穴进行按摩，一定要掌握先后顺序，一般来说，从上而下的按摩方法才是正确的。上脘穴的按摩手法应该是以食指与中指并拢，然后以顺时针方向按揉，力气不要太大，稍加用力即可，按摩时间可保持在3分钟左右。而中脘穴以点法最好，就是用两根手指，点在中脘穴上，可稍加揉动。不要点上便离开，点下去之后，坚持3分钟左右的时间，才会有效果。按摩下脘穴的手法与上脘穴相同，以顺时针的方向按揉3分钟。

胃痛得厉害时，还是艾灸的方法起效更快。除了可以悬灸之外，也可以隔姜灸。也就是在穴位上放10毫米左右厚度的姜片，然后施艾。姜的辛辣气息会随着艾的热度传导给穴位，从而达到缓解治疗胃痛的作用。如果是悬艾灸治，则要记住不可离皮肤太近，应该保持与穴位2厘米以上的距离，以免皮肤被烫伤。

缓解各种胃病，公孙、尺胃和脐胃是灵药

听过这样一个笑话，说想要调查胃病人数的最佳方法，不是问有多少人有胃病，而是问多少人没胃病。一句话也就透露了这样的现实：十人九胃病。胃病已经成了现在生活中不可消除的健康隐患，想要让自己健康，必须先要从脾胃上来进行调理。那么，对于各种不同的胃病，我

们应该如何来调养打理呢？

　　说起来，我自己也曾经是胃病患者之中的一员，这是因为当初年纪轻，对于身体脏腑的呵护远远不够重视。而我最大的特点就是爱运动，经常在饭后出去跑跑步、打场篮球。这样时间久了，身体别的毛病没有，就落下了一个胃痛。有一次，我出差到外地，下午乘着兴致看了当地的风景，又吃了当地的小吃。没想到，晚上还没睡觉，胃就开始隐隐地疼起来，我心想：要出问题。于是，我果断地上床休息，希望可以让脾胃安静下来。但这次出乎我的意料，胃病来得凶猛不说，十点多的时候，我还吐了起来。我自己很清楚，这不可能是食物中毒，而是老胃病犯了。

　　看看时间太早，这样坚持一晚上可不明智。我再次忍着胃疼爬起床，对自己胃脏的脘穴进行按摩，但效果不是很理想。我觉着胃向上翻，还有要呕吐的恶心感。这时，我想到了公孙穴，相对于胃部的脘穴，公孙穴似乎更有针对性一些，它能止胃痛，能治呕吐。于是，我用手指按摩公孙穴，果然一触很是敏感，我忍痛将它慢慢揉开之后，胃内的翻腾感觉好了很多。然后，我又找到身体上的尺胃穴与脐胃穴，它们都是治胃病的特效穴。这样将3个穴位反复按摩，过了大约半小时，胃疼慢慢减轻了。然后，我安心地上床，一觉睡到大天亮，胃痛的问题也好了。

　　我们都知道，身体上的穴位很多，而且很多穴位能一穴治多病。因此，当我们在治疗自己胃病的时候，如果发现一个穴位不好用，就意味着病不是由此而起的，这时就应该换一个穴位来试效果了。所谓"条条大路通罗马"，自我医病，要的就是活学活用，多方试探才行。

　　公孙穴通于冲脉，与八脉相交会，对它进行按摩，最能活血化瘀，同时又能祛寒、健脾胃。不仅如此，公孙穴作为温阳之穴，最能止呕止泻，同时能止胃痛、胃胀。我当天胃疼多半是因为边走边吃东西，引起了胃内冷气凝结，进而消化不力，引起旧胃病的发作。对公孙穴进行按摩也就很好地为经络打通了路线，引阳入胃，令胃脏得到安抚。

公孙穴的穴位点在我们脚内侧边缘处，内踝突出的小骨头下方为太白穴，沿太白穴下行1寸，就是公孙穴了。按摩公孙穴需要用大点儿力气，用大拇指按在穴位上，用力顶按；也可以用另一只脚的脚后跟直接顶在穴位上，用力揉搓即可。但如果有条件，则可采取艾灸公孙穴的方法，这样效果会更强一些。只需点燃艾条，距离穴位2厘米左右的距离，进行熏灸15分钟；比起按摩来，这更适合胃病严重的人。

而尺胃穴与脐胃穴，它们也是以通气血而著称的。曾经有老中医说："一针尺胃穴，胃痛皆安。"由此可见，天胃穴对于胃病的安抚作用。脐胃穴更是如此，主要用来治疗胃病。尺胃穴在右侧手臂上，而且它不是对应穴位点，只此一处。找到手臂的太渊穴与尺泽穴，两穴中间点即为尺胃穴。脐胃穴在肚脐眼左上方1寸左右的地方，胃病犯时，可以摸到痛点。对这2个穴位进行按压，都能很好地止痛。如果是自己平时调养胃病，则需要3穴齐攻，坚持长期按摩，老胃病才会慢慢地好起来。

肠炎老腹泻，按压双耳和双手

肠炎是肠道疾病中的一种。饮食不洁、情绪压抑、生活不规律等问题常会引起胃肠、小肠、结肠的炎症。肠炎的发作可导致肠内菌群失调，从而产生腹泻不停、恶心呕吐等症状。这种情况总是很烦人，特别是出门在外，或者夜半突发来不及就医时，绝对让人抓狂。

我记得有一次和朋友们去云南旅游，虽然说空气、风景好，但吃的还真不怎么习惯。特别是同行的朋友老赵，他本来身体比较弱，肠胃也不怎么好，对云南的饭菜就更加难以适应了。吃了一天，他就觉着胃堵气胀的，第二天下午开始拉肚子，而且很急，从厕所回来便说："我的肠胃算是不行了，稍吃点儿与平时不一样的东西，就会拉稀。"朋友就说："晚饭还是吃点儿清淡的吧，下午我们一起出去喝喝茶随便走走就好。"

没想到，坐在外面喝茶的功夫，老赵再次上厕所，回来就说："这可不行了，我得出去买点儿药，再拉下去我没力气玩儿了。"朋友说："医生就在你跟前坐着，你还用买药？他的包里都带了，让他直接给你开就是了。"朋友口里的医生当然指的是我，我也没客气，说："对这点儿小事，不用药就治了，吃药多不利健康呀。"老赵立刻就坐到我跟前来，说："快给我治治，我现在虚弱得很。"我抓过老赵的一只手，然后在他手掌心及手指上点按，只听他大叫一声："疼死了！"特别是按到手背上的腹泻点时，老赵直接求饶了，说："这太疼了，你轻点儿吧。"按摩过手心、手背之后，我又让老赵自己揉捏耳朵，其他朋友也跟着起哄似的一起按揉。做完一遍，老赵舒了口气，说："不按不知道，到处都是痛点呀。"我笑着说："所以你生肠炎呀。我们都不疼，你看不是好好的。"老赵问："现在是不是就好了呢？"我却告诉他："如果到晚上不拉，就差不多了。但临睡前要继续按揉手与耳朵，越痛的地方就越要揉开，这样才能治病。"果然，老赵到晚上一直没有再拉肚子，早上的时候上厕所，已经非常正常了。

其实，我给老赵按的并不是什么特别穴位，只不过是手上、耳朵上相对应的肠胃治疗点，也就是我们通常说的疾病敏感点。原来，在我们的手上，分布着很多的肠胃穴位对应点，当肠胃发生问题时，它们就会表现出疼痛。这时，只要对敏感点进行按摩，就相当于对肠胃进行治疗了。耳朵上更是如此，可以说身体所有穴位都与耳朵上相对应了，因此在这里寻找治疗点再理想不过了。

手掌上的对应点分别有胃肠点、大肠点、小肠点以及腹泻点。这些点与肠胃病症唇齿相依，只要对它们进行按摩就能直接调清肠胃疾病。这几个点的位置也都不难找，胃肠点就在手掌劳宫穴与大陵穴相联结的中间点，也就是我们所说的生命线的最中间。点按这里，不但能治疗消化不良、胃炎等症，而且对溃疡以及老花眼都有着很好的预防效果。点的时候，可用食指指腹轻轻下压，一边压一边慢慢吐气，一直压到压不下去为止，持续6秒钟，然后再轻轻吐气抬起手指。这样连续按压20次，一天可按压多次。

大肠点、小肠点分别位于食指指端开始的第一关节、第二关节的横纹处，一般只要按横纹中间就可以。这样做能对大肠、小肠进行调理，从而让它们功能正常。而腹泻点则在手掌的背部，从小指与无名分开处向下1寸左右的地方，用手按下去可以感觉到疼痛，用力地将它揉开，肚子的泄泻问题就差不多解决了。

耳朵上的对应反射点穴位多，点又比较小，所以真的一个一个来找倒更麻烦。不妨直接用拇指对着耳朵内圈从上往下揉搓，这里分别就是大肠、小肠、胃、脾以肾上腺等对应处，搓到耳朵发热时，也就差不多了。患上一般的肠炎时，这些穴位的对应点，完全可以帮你解决腹泻的烦恼。

排肠毒、治便秘，就要捏脊和压脐

一说排肠毒，肯定很多人都会想到那些曾经流行一时的排毒养颜茶。确实，如果一个人长期便秘，造成宿便集结，势必会影响到肤色。

不仅如此，便秘的时间久了，毒素会累积，这就会造成身体虚弱以及正气不足等问题。也就是说，便秘关系到一个人的机体是否正常运转，可见对健康的影响有多大。

我曾经接待过一位有20年便秘史的病人，随着年纪的增大，他的生活已经非常痛苦，他自己说："便秘成了我的噩梦，每天最大的痛苦就是便还是不便；这些年吃了泻药，改善了饮食，粗粮成了正餐，可大便还是没见好。"我看看病人的脸色，确实感觉不怎么好看，沉着暗色的肌底之下还透着蜡黄，这如果是张女性的脸，那可就真的太惨了。他还告诉我："因为长期便秘，所以身体一点儿都不好，你看我长得高高大大，可生病就是家常便饭，同事都说我是'少爷的身子，仆人的命'。"我被他的话逗笑了，但便秘的危害性可以想见，它直接会降低人体的免疫功能。大医学家朱丹溪就说过："五味入口，即入胃，留毒不散，积聚既久，致伤冲和，诸病生焉。"所以长期便秘，肠毒不清是绝对损伤机体的。

我针对病人的情况，为他针灸神阙穴，以补清相平衡为主，然后做推腹按摩，第二天再为他压脐，没想到第三天大便就变得的很通畅。病人激动得有些语无伦次，说："这么多年了，我真不知道自己还会这样大便，我都不知道怎么形容好了。"我安慰下病人的情绪，说："我给你做的是压脐法，你以后每天晚上睡前进行自压脐，这样坚持一段时间，你大便的问题就能彻底解决了。"

所谓"压脐"，说起来是很简单的方法。对有便秘、想要排清肠道的人来说，这个方法非常好用。具体手法就是将手指搓热，然后压在肚脐眼上，力度以自己能承受为宜，不要太重也不可过轻。手指放下去之后，可用呼吸来计数，随着呼吸一起一落，数100下，便可以了。每天做1次就好，最好是临睡的时候进行。

除了压脐之外，还有一个很好用的方法，这就需要别人来帮助你了；这个方法就是捏脊。这样一说，大家肯定会有些迷糊，认为：捏脊是促进脾胃的，怎么还能用来治疗便秘、排肠毒呢？用捏脊治便秘其实是有道理的。人发生便秘时，总会因为中气不足，而导致大便不能顺便排出。而捏脊能有效地刺激人体自主神经和神经节，另外，背部有我们人体阳海之脉——督脉，它是人体元气之首，对它进行刺激，自然能补充人体元气，从而促动肠道的蠕动。

捏脊的手法比较方便，从腰椎的尾部开始，以脊柱为中间线，左右两手食指、拇指相对合，捏起脊柱两侧的皮肤。一定要记住，捏的时候，不能只捏一层薄薄的皮，要连同下面的肉一起捏在指间，然后一点儿一点儿往前赶，赶的时候不要松开手里的皮肉，要边提边捏边向上走，这样一直捏到脖子的根部。

人的背部有着很多穴位，而捏脊时，每一侧可以触及17个穴位，也就是说两侧相加是34个穴位。这样每天对34个穴位进行刺激，时间长了就会调和身体阴阳平衡，补足人体元气，达到增强身体免疫功能及脾胃功能的作用。这样像是一个良性循环，脾胃好，肠胃就好，肠胃好，排便也通畅了；如此，怎么还会有肠毒、便秘的苦恼呢？

脾胃不足，手耳联合来调理

脾胃是人的后天之本，只有脾胃强健，身体才会健康。但人是食五谷杂粮的，这也就难免受伤，造成脾胃不足。特别是孩子、老人，脾胃不足就要引起身体虚弱、爱生病、抵抗力不强。不过，想要调理脾胃并不是什么难事，因为在我们的手上、耳朵上，都有调理脾胃的对应点。不限时间，不限地点，随手就可以调理脾胃。

我曾经给社区的老人做过保健讲座，记得当时我这样对大家说："吃有营养的，但不要补过，特别是那些药物，还是少补为主；药补不如食补，从食物中摄取身体所需才是最好的方法。"一位75岁的老年人直接就问我："医生，我们老年人也知道食物补比药物要强，可就怕吃点儿东西不消化，这胃口呀，真是有好生活也不能好好享受。"其他老人便马上就一起追问："是呀是呀，吃不多，还吸收不好，这样不能吃，那样不能碰，这身体怎么可能补起来呢？"我看着那些热爱生活的老人，心里非常有感触，这真的不是他们生活挑剔，主要还是人到老年，脾胃功能下降。因此，我让大家坐好，说："我这就告诉大家一个调养脾胃的好方法，又简单又好用。"

说着，我举起自己的手掌，对大家说："和我一起做。"我先将右手放在左手上，从大拇指的根部向下推按，并告诉大家："力度要从轻到重，如果感觉到有明显酸痛的点，就停下来细细地按揉，直到这个点的疼痛变轻。如果没有特别的痛点，就这样推按5分钟左右的时间。然后用手指从左手的指部下方，朝着手心部位向下按揉，这里是胃、脾等反射区。按摩要慢慢来，强度不要太大。然后再揉按掌部小指以下的部位，多揉揉，坚持4~5分钟的时间。这样一个手掌都按过来了，也就对脾、胃、肠等脏腑做了良好的调理。"

做完这些之后，我问大家是什么感觉。老年人都很可爱，说："感觉手掌热乎乎的，不知今天是不是可以多吃一碗米饭啊。"我听得笑起来，说："先别急，按完了左手再按右手，两只手按完之后，再对耳朵进行按揉。"说着，我便亲自己动手来教大家怎么按。

先用拇指、食指上下揉搓耳朵的外轮廓，从上往下，来回揉按10

次。然后再用拇指与食指捏住耳垂、耳郭的边缘，轻轻下拉，也来回拉提10次。接着用食指在耳窝内进行前后左右的摩擦，这就是按摩的方法，等到耳朵里感觉到发热时，即可停止。耳朵上的穴位非常多，从外到里按1遍，又通经活络，又促进身体脏腑的功能，特别是能对脾胃进行刺激，格外有好处。

当然，我教给老人们的这些手、耳上的按摩，都是振奋脏腑、活动气血的方法，这样不但脾胃有养，连其他脏腑也都受到了保养，是一举多得的法子。我教完老人们之后，就把这事忘了，可谁知道过了1个来月的时间，突然有位老人来挂我的号。她看到我就笑，说："医生还记得我不？"我仔细一想，她正是那天讲座时问我问题的老人。我以为她哪里不舒服，便问："哪里感觉不好吗？"她笑得满脸红光的，说："哪有啊？你看我这精神，自从我按你教的那法子调理脾胃之后，从前老胃酸的毛病已经1个多月的时间没犯了。"

听了她说的这些话，我也就放心了。只要动动手指，就能调养身体，自然是再好不过的事了。不过，我必须要与大家说明一个问题，那就是手、耳的按摩需要长期坚持，如果想要求一个立等见效的法子，那么手与耳朵的按摩恐怕要让你失望了。所以，在这里，我还是希望大家按摩时能有耐心，不要急于求成。

调理老寒胃，至阳穴显身手

虽然说胃病是很常见的病，但在我们的身体上，用来治疗、抵抗胃病的穴位也很多。按摩不同的穴位，会起到相同的治疗作用，这种殊途同归的道理，在身体上表现得尤为明显。因此，我们想取身体之"药"，只需记你最方便记、自己用着又最省力的那一个穴位就好，完全不必纠结哪个穴位最灵、哪个手法最管用的问题。

对于治胃症，我就从来没有特别偏爱的穴位，不同的地点、不同的情况，我就会采取最顺手的穴位来帮病人医治。有一次，我和朋友们自驾外出，走到半路时，朋友突然不舒服了。只见他两手抱在胸前，腰向下用力弯着，头顶在腿上，痛苦的样子难以形容。同行的其他朋友都吓坏了。我连忙问他："哪里不舒服？胃还是肚子？"从侧面就可以看到，朋友的汗珠顺着脸颊往下流。他非常吃力地说："老寒胃了，到前面给我买杯热水就好。"我们往前看看，一条公路笔直的，估计短时间内没有什么店。我也管不了太多，立刻便在车中为他急救，说："把外套脱了，趴我腿上。"我一边说着，一边在他背脊部找到至阳穴，用大拇指轻轻顶下去，朋友的身子立刻就抖了一下，应该是非常疼吧。我减轻手力，慢慢按揉，边按边轻轻地加力，就感觉他后背越来越自然，肌肉越来越松弛。过了5分钟，我停下手来，对着他的背空掌拍了几下，问他："现在感觉怎么样？"他长舒一口气，直起身来说："真是神奇啊！以前犯一次，总要疼一天半天的，现在你这样一按，居然三五分钟就没事了。"前面开车的朋友则笑着说："这惊心动魄的场面，简直就是一场危急大营救啊，看来还真得和你多学几招，这都派得上用场。"我也笑起来，对胃疼的朋友说："你这病光止疼不行，回头可以艾灸一下，祛了寒根，病症也就好了。"几乎所有人都这样，胃疼的时候会想到自己有病，可是不疼了又丢脑后了，这就像自己随身带了颗定时炸弹一样，太不安全了。

不过，说归说，这种事还是经常能遇到的。而及时按揉至阳穴，就能很好地止疼，为自己解决燃眉之急。而且不管是胃寒还是泛酸等胃症，至阳穴都是能快速止痛的好穴位。所不同的就是，它必须依靠外人的手来为自己进行治疗。所以，它特别适合集体事件中的紧急救助。俗话说："赠人玫瑰，手留余香。"哪怕是方便他人的方法，也值得我们好好记下。

至阳穴在背部第七胸椎突下的地方，取穴时，可让病人直立而坐，然后头向下低，从两肩胛骨下边缘连成直线，取正中间点就是至阳穴了。至阳穴专门吸收督脉气血，从而转化为阳气，因此，它所散发的气血为纯阳之气，故而得名至阳。对它进行按摩，就能很好地刺激督脉，振奋身体阳气、散寒温胃，从而疏通经血、缓解疼痛。而沿至阳穴直线向上，第六胸椎突下的地方就是灵台穴，它能更好地帮助至阳穴发挥效用。如果按摩至阳穴的时候也刺激灵台穴，效果就更理想了。

按摩至阳穴的手法很有讲究，除了慢慢用力之外，这个穴位适合用大拇指来按压，按下去之后，手指应该顺时针用力，如同画圆一样，一圈一圈地按摩。此时，如果病人再结合腹式的深呼吸，3分钟就能见到效果了。所以正确的穴位加上正确的手法，才是驱赶病魔的有效"药物"。

便秘大问题，照海与支沟显神功

年轻人怕便秘，因为它会产生毒素，让脸色不好、身体不佳；而老年人则更怕便秘，它不但让人气色不好，更会直接诱发其他疾病，比如，便秘时用力太过，引发高血压、心脏病等症。所以，不管是哪个人群，无毒一身轻都是最好的。在我们身体上的穴位中，有好几处都可以解决便秘问题。掌握这些穴位非常有必要。

王大妈是我的老邻居。有一天早上，我去上班时在小区门口遇到她，还没等我打招呼，她就急急地跑过来，说："哎哟，这些天你早出晚归的，老碰不着，我这都急死了。"我连忙问："怎么了？出什么事了吗？"王大妈说："年纪越大，毛病就越多。之前，我这大便一直好好的，可这段时间不知犯了什么病了，就是便不出来，你说这可怎么办啊？刚和三单元的小李说起来，他说让我喝排毒茶，我这也不知道能不能喝，你快给我拿个主意吧。"我听完就笑了，这么点儿事，还至于急成这样。便和王大妈说："你别着急。不用喝什么排毒茶，教你个小方法，一用就灵。"王大妈顿时就乐了："这是什么法呀？快告诉我。"我与王大妈一起走到座椅处，坐在椅子上之后，把自己的脚放在另一条腿上，指着照海穴说："大妈，你看到这个穴位没有？"当时刚好是夏天，王大妈穿了双拖鞋，直接把脚放在椅子上，按着我指的地方，一下就找准自己脚上的穴位了，说："就按这个穴位就管用啦？"她说着就揉了起来。

等王大妈自我按摩了3分钟之后，我又说："别闲着，再按支沟穴。"说着，我把她的左手搭在右手臂的支沟穴上，用力下压，问："有酸胀感没有？"王大妈连声说："有的，有的。""那就对着它按，再按3分钟，这样左右脚加左右手臂，共按12分钟，大便就通畅了。"王大妈笑得合不拢嘴，说："这要真管用可好了，简简单单地就把病治了。你快去忙，我回头再告诉你效果吧。"这事过了没几天，我又遇到王大妈了。她笑呵呵地说："你看我这人，说回头告诉你效果都忘了。真的好了，我现在每天都按摩这2个穴位，还把它告诉一起健身的老人们呢。"

按摩照海穴与支沟穴可以治疗便秘，这是中医书中经常用的方法，而且在《针灸大成》中就有这样的记载："大便闭结不能通，照海分明在足中，更把支沟来泻动，方知妙穴有神功。"照海与支沟这2个穴位虽然都不专治便秘，但能强肾泻火、去燥提气。而便秘的人，往往因为体内气血不足、肠胃蠕动功能不佳，特别是老年人，肾虚气亏，这样就没多少便意了，长时间不便自然会产生便秘症状。而对这2个穴位进行按摩，相当于提升人体气血的流动，促进脏腑的功能，自然便秘问题就得到解决了。

照海穴位于我们脚部内侧，足踝尖下方的下陷点，当手指按上去时，往往会有酸麻之感。这个穴位适合用钝器进行刺激，用手指的话，则需要用大拇指，力度相对要强一些，对它按揉3分钟即可，每天1次，可在早起或者便前进行。

支沟穴则位于手臂的背面，我们以手腕处横纹为起点，向上3寸处即为支沟穴。此穴用大拇指进行按压就行，每天1次，每次3分钟以上。这2个穴位按摩完15分钟左右，人一般就会产生便意，从而顺利排便。在按摩的时候，可以采取男左女右的顺序，女性先从左手开始按，然后再按右手，这样效果会更明显。

另外，照海穴与支沟穴都可以用艾灸来代替按摩。艾灸时，采用悬灸法即可。每次灸15分钟左右，温度适宜，每天1次。这样灸7天，看到效果后可停止艾灸。对这2个穴位进行艾灸，不但能解决便秘的痛苦，而且能调理一些上火症状以及女性经期不调等病，是非常不错的人体"大药"。

胃胀胸口闷，刺激极泉穴最有效

有些人在吃得过饱时，容易产生腹胀感，甚至还会胸部发闷、气短。这通常是消化不良带来的内腑不适，可以用运动来解决，但一定要记住不可剧烈运动，适当地散步能让症状减轻，但见效比较慢。不过，如果你了解自己身上的穴位，从穴位上来治病症，可就简单得多了，而且见效很快。

　　我的父亲就是个容易饱食腹胀的人。之前，我还会亲自为他摩腹来解决身体的不适。但我年龄渐长，工作又繁忙，陪他的时间不多，所以我为他做的时间越来越少。有一天，他打电话给我，说："胃都胀了好几天了，自己天天摩腹，可都没什么作用。"我放下工作去看望老人。老人都是这样，越活越小孩儿脾气，见我到了，父亲就委屈地说："你这都多长时间没来看我了？我胃胀得都快要喘不过气来了。"当时，父亲已经86岁了，我连忙安慰他说："不怕不怕，我来帮您按摩。"

　　不过，穴位运用也分症状，有时候可以非常好用，可有时相同的问题却效果并不大，这是因为相同病症是由不同的症状引起的，疗效自然也就不同；所以我改变了继续为父亲摩腹的想法。想了一下之后，我托起父亲的一只手臂，然后轻轻地向外打开，说："放松身体，深呼吸。"说着，我的手已经顶在父亲的腋窝处，父亲一下把手抽回去，笑着说："你也不能用这法子来逗我笑啊，太痒了。"我只好引导他说："您别紧张，慢慢地放松身体。这里能治您的病，不信您试试。"父亲忍着笑，让我再次开始。于是，我用食指和中指，在腋下那条弓起的索状物上来回进行弹拨，这样做了20次左右，然后放下父亲的手臂，再为他弹另一只手臂的腋窝。这样两边都做完之后，父亲已经昏昏欲睡了，我问他："感觉好点儿没？"父亲眨着眼睛想了想，说："感觉气喘得匀多了，胃也好受很多。"我让他躺下睡一会儿。这样，到了晚上吃晚饭的时候，我再问他胃还胀不胀时，他才想起来，说："不胀了，现在倒有点儿饿啦。"我们全家人听了都笑起来。

　　其实，我为父亲弹拨的穴位就是极泉穴。它就在我们腋窝下，当手臂举起时，可以看到腋下有1条突出来的索状肌肉，这里就是极泉穴了。我们自己为自己寻找时，可以采取端坐的方式，然后手臂伸开高高向上举，慢慢弯曲手臂，抱住自己的头。这时，用另一只手触摸自己的腋下，就可以很容易地摸到那条突出于表面的索状物。一般情况下，用中指往下按，会有酸胀感。

极泉穴位于腋窝的中间点，是手少阴心经的重要穴位之一。中医认为，当人产生火气时，肝火往往滞积于腋下；而肝火过旺就会让心液减少，于是出现胸闷气短等症状。而胃胀也是由心血不能正常疏通所致的，所以为心泻火，才是减轻心脏、胃脏不适的最好方法。相比起摩腹，这种方法更适合有气短、胸闷症状的胃胀病人。

不过，对极泉穴的按摩手法也不同于其他穴位，就像我说的，以弹拨为主。也就是用食指和中指轻夹住极泉穴的索状物，弹过来，拨回去，来回弹拨。这时，病人会感觉有麻感穿过手臂，一直到手指。如此弹拨20下左右即可。症状严重的人，可以每天早、晚各弹拨1次。如果嫌弹拨太过麻烦，就采用敲打的方式，自己用手掌心轻轻地拍打极泉穴，对它进行刺激，从而起到缓解病症的效果。

快速消食，按摩然谷来开胃

现在美食最受追捧，而吃货也越来越多。这样，一不小心吃多了、撑着了，就成了生活的常态。遇到这种问题时，你都怎么安抚自己的胃呢？还有些人，吃得不多，可胃里老觉得满满的，没有一点儿食欲，这时，你又要怎么才能正常进食，保持身体的吸收与消化呢？

　　白小姐就是长期没有饥饿感的病人。她在外企单位上班，平时工作挺忙的，早餐不是1杯豆浆就是1份面包；中餐则在公司吃盒饭；而晚上大多数的时间都与朋友在外面吃。这样时间久了，白小姐感觉自己胃口老不好，明明到了吃饭的时间，可就是没有食欲。开始，她没当回事，可过了很长一段时间，身体没有瘦，却变得很虚弱，精神状态也不好起来。最终，她听从母亲的建议，来看中医，进行脾胃的调理。在我为她号脉、检查的整个过程中，白小姐反复问一句话："医生，我每天那么累，怎么就不感觉饿呢？"我也被白小姐问得没话说了，因为这不是一句半句就能说得清楚的。

　　于是，我告诉她："这不是什么大问题，只要健健脾胃就行。"白小姐立刻说："我吃过很多健胃消食片的，不过效果不怎么好。"我还真不建议大家动不动就吃药来帮助自己消化，因为这样会让脾胃原有的功能慢慢消退，特别是对药物产生依赖之后，脾胃也就越来越受伤了。所以我告诉白小姐："以后能不吃药就尽量不要吃了，采取穴位按摩会更有利于脾胃。"说着，我在穴位图上指着然谷穴对白小姐说："这个穴位能记住吗？在自己脚上找找看。"白小姐很快找到自己的然谷穴；然后我告诉她："对着这个穴位用大拇指按揉，每天早、晚各按1次，按完之后从上往下推动10次就行；过两天你就感觉到效果了。"白小姐有些发呆，问："这样就可以了？没有调理的中药吗？"这种情况我已经经历过多次了，所以并不会计较，说："过5天你再来复诊就好了。"白小姐略带失望地离开，可过了3天就回来了。这次，她人精神了很多，说："医生，这个方法真的挺好用的，我现在胃口比之前好太多啦。"我告诉她："以后继续按，直到你认为自己脾胃完全好起来为止。"

　　其实，对于一般的吃撑，只要揉2次就会很有效，而白小姐这种是因胃内的积食所起的，所以要多按才能解决问题。但是，然谷穴强大的消食功能却不可忽略。"然"即为"燃",也就是让食物燃烧的意思,古人对于穴位的定义从来都不会乱加以总结,因此,燃烧谷物的作用就是让胃内食物快速消化,很快给你带来饥饿感。

然谷穴在我们脚底掌心的内侧边缘处,用手摸可以摸到内踝下方有1个小的下陷点,这里就是然谷穴了。它的功能很多,在这里就是取它升清降浊的作用。因此,对然谷穴进行按摩,不但要点,要按,而且要推,如此才能刺激它发挥应有的功效。点按时,使用大拇指即可。将拇指放在穴位上,用力下按,这时会产生酸麻的感受,这时快速松开手指,然后再次下按,这样反复3分钟左右可以停止。接着用拇指,从然谷穴上方向下推动,推的时候要用点儿力气,推动10~20次之后,一次按摩就算完成了。

通常情况下,如果只是偶尔吃撑了,用这个方法半小时左右就可缓解胃部的不适。而对于偶然没有食欲的情况,用这个方法一样能快速提升人的进食欲望。不肯吃饭的孩子或者老人一般食欲都不强,都能这样点按然谷穴,让胃口迅速打开来。而且,女性更适合多按此穴,它不但能调理你的脾胃,还能治疗你白带方面的问题。我们在闲着的时候,不妨多对然谷穴进行刺激,让它发挥自己应有的功效。

第六章 身体上有防治各类心血管疾病的『大药』

虽然我们经常抱怨看病求医排队候诊的不是，可是却从来没有人想过这样一个问题：我们可以做自己身体的医生，为自己治病。而且，自己诊病，自己医治非常简单。

防治冠心病，内关与心俞是"保护伞"

冠心病是一种常见的心脏疾病，过于劳累或者精神总是高度紧张，都会患上这种疾病。特别是中老年人群，身体免疫功能下降，身体变得虚弱，偶尔感冒、饮食不当等小毛病就会引发冠心病。因此，掌握一个切实可行的方法，进行有效的预防和救治非常有必要。

我曾经在开座谈会的时候，与一位乡村医生聊天。他告诉我说："虽然心肺复苏术不错，但相比穴位的按摩却还差了些；在这些年里，我曾经几次用点按心俞穴的手法，为冠心病人进行急救，效果都非常好。"于是我看他整理的资料，发现他的方法很有道理。那就是从内关到心俞的联合运用，而且这种方法还能有效地预防冠心病的发作。

内关穴位于我们手臂前端，也就是手臂内侧，横纹处向上2寸的地方。它从来都被中医看作"心脏的保护伞"，因此中医典籍有这样一句话形容内关穴："胸胁内关谋"，也就是说胸部、上腹部位的病症都是内关穴的职责范围。对它进行按摩，不仅可以增强心肌的收缩力，还能提高心肌无氧的代谢功能。这样就可以让心肌在气血不足、氧气不充的情况下，还能保持自己的工作能力。这也就很大限度地减少了胸闷、气短、绞痛等症状。

　　按摩方法并不复杂，只需用点儿力气向下按压就行。一般情况下，将一只手放在桌上，然后另一只手的大拇指放在内关穴上，用力下按，不要松开，保持30秒，然后转动拇指，以顺时针的方向来揉动50次左右。接着再像刚才一样，按下去保持一会儿，逆时针揉动50次左右。这样做完一遍，通常会有酸麻感，经常按摩更会感觉心气增加，对心胸的帮助是显而易见的。

　　按完内关穴之后，可让人帮忙按摩心俞穴。心俞穴是足太阳膀胱经上的重要穴位，在人体背部第五胸椎棘突下旁侧，取穴的时候，人可以端坐也可以趴在床上，然后由按摩者寻找第五胸椎棘突下的位置，以脊椎为中线，左右各旁移1寸半，即是左右心俞穴。心俞穴不仅对心经有很好的促进作用，而且对循环系统引起的心痛、惊悸等病症都非常有好处。

　　按摩心俞穴时，被按摩者可以俯卧在床上，然后由按摩者用大拇指点心俞穴，力度不要太大，感觉到酸胀便可以了。这时只需要以顺时针的方向，进行按揉即可，一直按摩5分钟以上。如果是心脏正感觉不好的时候，可以每天多按摩几次，一天2~3次；这样用不了几天，就能达到很好的缓解效果。

　　如果有心阴虚的症状或者是心肌炎等症，就可以通过按摩心俞穴来缓解。同时，还可以用艾灸的方法进行治疗。取艾条点燃，悬于心俞穴上，距离不要太近，能让皮肤感觉到温热即可。艾灸的时间要长一点儿，以20分钟以上为宜。这样一天灸一次就行，灸七天可停两天，然后继续下一次的艾灸。经过这样的刺激，就能让心脉产生一个良性循环，身体也就越来越好了。

心脏不好，膻中和太渊是"速效救心丸"

心脏是主管生命的总司令，如果它发生不好的状况，那么生命本身就要得不到保障了。而且不管是轻微的心脏不适还是严重的心脏病，都直接关系到个人的具体感受。因此，激活自我体内的"速效救心丸"，用来确保生命的健康与安全非常有必要。那么，我们体内的这颗救急之药在哪里呢？

我还记得自己学医不久之后的一件事，当时出门只能挤公交车。当时是夏天，公交车上很热，不像现在都是空调车，而且当时人也特别多。有一次是上午9点多，我因为上课迟到了，所以坐在公交车上心急如焚。就在我着急的时候，忽然听到车厢后边有人大叫一声，全车的人都回过头去看。结果我就看到一位60多岁的老人，斜靠在座椅上，脸色苍白，要晕过去的样子。坐在他身边的老太太显然是他老伴，只听她说："大家谁有救心丸，快帮帮忙吧，我老头子的心脏病犯了。"没有人说话，显然，大家都没有速效救心丸。看着老太太着急的样子，再看看老头儿马上昏厥的虚弱，我立刻就站起来说："大家都让开点儿，给他通通风，快，先让老人平躺下。"

没想到我的话还挺管用，那么拥挤的车厢立刻就给老人闪出一块地方来，大家七手八脚地帮着老人，让他平躺在车厢地面上。我这时已经顾不得许多了，救人要紧。于是在老人的膻中穴上按压数下，又快速地摩擦了一会儿，老人慢慢吐出一口气来。车上的人都说："醒了醒了。"我又继续在老人的太渊穴进行掐按，大约3分钟，老人苍白的脸色也慢慢缓和起来。这时车也到站了，我对老太太说："应该没什么大事了，快带老人家去医院做个检查吧。"老太太对我谢了又谢。只是我当时赶时间，可来不及听什么感谢的话，自顾自地下车走掉。不过，后来我与老师说起这件事，老师对我的行为表示了肯定，他说："医者活学活用，不分地点与时间，用得到并有效，就是成功的。"我一直都记着这句话，所以也在这里分享给大家，太渊穴与膻中穴，这两个堪称"速效救心丸"的穴位，是值得我们每个人随身随地来携带的。

膻中穴，位于我们两乳头之正中间，也就是我们常说的心口窝处。中医认为，膻中穴在心经、心包经之外，与心脏相近，它不但可以调理人的情绪，还能对心脏病变起调节作用。因此，当心脏病突然发作的时候，对膻中穴进行按摩，就能有效缓解心脏的发作加剧。遇到没有带药，又来不及就医的时候，心脏病人在等待抢救的过程中，可对膻中穴进行按摩，从而为自己争取时间。

按摩手法并不难，以掌根部在膻中穴按压，可加大些力气；一般情况下，自我作心脏、情绪缓解按摩时，可稍加用力，当心脏透不过气来时，相对加大力度。但不可用猛力，否则会伤及心脏功能。按压10下左右之后，便快速在穴位上摩擦，或者可旋转着进行，这样按摩2分钟，病人就可以有所缓解。

太渊穴则在我们手腕的地方，寻找时将手掌仰张，腕横纹桡侧的下陷处就是。一般取穴太渊可用自己的一只手去扣按另一只手大拇指根部的凹陷点，发现有酸胀感就是了。太渊穴是肺经原穴，它储存着肾脏的先天之气，其气血之旺盛可想而知。因此，对心脏不适引起的脉搏无力、气力不足、面色发白等症都很有作用。

按摩太渊穴以掐为主，因为它所处的位置相对下陷，可用大拇指的指腹以及指甲做垂直竖下动作，掐按太渊穴。不过力气不要太大，如果给自己掐按的话，感觉到酸胀就可以了。这样掐下之后稍等几秒钟，再慢慢抬起手指，如此反复掐按3分钟，通常可缓解病情。平时就算心脏病没有发，经常按摩此穴位，也能起到增加心肺功能的作用。中老年人群，不妨平时多对它进行按摩，从而让自己的心脏呼吸能力变得更强壮。

心肌缺血，按摩大陵和间使促循环

心肌缺血，就是心脏血液的输送不足，从而供氧减少，令心脏无法正常运转的病症。一般中老年人群最常见心肌缺血，特别是在劳累过度、精神紧张时，心口就会出现胸闷、气短、疼痛等症，这就是心肌缺血。虽然看上去这些问题都不严重，但如果心肌长时间缺血，就会让心脏功能减弱，直接引发衰竭等严重后果。因此，平时多呵护自己的健康，让心脏正常运转不增加负担，是我们养生理念中最需要提高的部分。

我不止一次遇到过心肌缺血的病患，每每这时，病人更主张为他们开药，认为这是最直接有效的方法。确实，药物可以治疗心肌缺血，但它并不是唯一的方法。我遇到过一位57岁的女性病人，她对养生很有见地，每年都进行一次体检。可是，她近一段时间发现自己经常胸闷，有时还会心跳加快。根据体检报告来看，她并没什么问题，所以便直接来找我做身体的调理。她自己说："朋友都说我是更年期综合征，可我感觉不像，还是让医生查一下更放心。"我让她做了心电图的跟踪，然后发现其冠状动脉供血不足，也就是我们所说的心肌缺血。

我问病人："平时有没有吃心脏病类的药物？"病人说："一直都

好好的，这是近三个月才出现的问题，所以没吃什么药，而且我也不想随便就用这些药物，一旦吃起来，以后就没法停了，不是吗？"可见病人对自身的健康要求挺高，我说："不如这样，我教你按摩的方法，你回去坚持按，如果能有效，那么真不用吃药了。"病人很高兴，于是我教她每日按摩大陵穴与间使穴这两个穴位，每天2次，每次3分钟。这样过了两个月，病人再来复诊，她高兴地说："这两个月一次也没出现过之前的症状，这是不是说按摩有效了？"我再次让病人做心电图的跟踪，显示非常正常。这才对病人说："那就用这个方法，每天继续按摩吧，不用吃什么药了。"

其实，不仅是我的这位病人，就是一般确诊为心肌缺血的病人，也完全可以通过按摩大陵穴与间使穴来缓解病情。这是因为大陵穴与间使穴同为手厥阴心包经上的重要穴位，对它们进行按摩，可以很有效地增加血液循环，从而调整心肌供血量。不仅如此，人体的能量代谢也得到了加强，这样可以改变血液的流量与质量。同时，大陵穴与间使穴都具有宁心安神、宽胸解郁的效果，对心悸、心痛等症是专病专治的穴位。病者如果能掌握这两个穴位并对其进行按摩，自然就可以不用药也能缓解心肌缺血了。

大陵穴在我们手腕部内侧，取穴时可将手臂伸直，将手心朝上，握拳平放于桌面，然后在腕部横纹处的中间点按下去，它处于桡侧腕屈肌腱和掌长肌腱的中间。《黄帝内经》为其定位："掌后两骨之间方下者也。"所以，只要在手腕下方的两根筋中间找就对了。而间使穴，则位于腕横纹向上的3寸处，与大陵穴一样，同样在两根筋之间，它们之间呈一条直线，非常好找。

对大陵穴与间使穴进行按摩也可以采取一样的手法。用拇指指腹与指甲，一起掐下大陵穴，力度以有麻胀感为宜。这样掐下去，待胀感充分之后再轻轻抬起，如此反复进行3分钟，再沿着大陵穴向上，对间使穴做相同的按摩，同样保持3分钟，每天1~2次即可。如果遇到心肌缺血症状发作时，可以延长时间，多按几分钟，便可以很快起作用，缓解心肌缺血带来的不适感。

当然，对这两个穴位进行艾灸也是很不错的方法，艾灸的时候，可用悬灸的方式，从上到下，移动灸治。温度不要太高，皮肤可感觉温度就行，时间要长一些，以10~15分钟为宜，每天1次。这样就能很好地促进心肌血液供给，改变因缺血带来的病症。

心悸心跳，内观和神门帮你来调节

很多人，经常会突然感觉一阵心慌，因为心跳得太快，甚至觉得心脏要爆掉了。一般情况下，中老年人群这种问题比较多见，但随着生活的改变，似乎越来越多的年轻人也会突然发生心慌的症状。在中医学里，心慌被称为"心悸"。中医认为人之所以会出现这种心悸的症状，都是因为心气不足所致。虽然心悸一瞬而过，但它有可能潜藏着其他病症的声音，比如心脏、心血管等病症，所以及时消灭心悸，才是让身体保持良好的前提条件。

有一天，我的学生问我："老师，女性到了50岁就一定会迎来更年期的变化吧？"我觉得他这个问题不科学，就说："更年期是每个人都有的，不只是女性，只不过变化有显性的也有隐性的，而且具体年龄阶段只能说在50岁左右，没有一定的年龄确定。"学生想了想，又说："那我老妈应该是更年期了，这段时间老是和我说容易出汗，而且心里堵得慌，有时心跳也快。"一般女性出现这种问题的时候，多会怀疑是更年期，我便说："去检查看看，有时心悸也会产生这种症状。"我的学生叹口气："检查过了，关键是没有确认呀，也不知道是哪里来的问题。"

其实，很多时候更年期的症状确实有些笼统了，它与很多病都相似，特别是心脏方面的病症，往往容易让人混淆。我想了下说："如果是这样，就先把心悸止住，这样病情也就改善了。"说着，我便教学生："回家帮你老妈找到内关穴与神门穴，对它们分别进行按摩，以掐和拨的手法，各按5分钟，看看效果如何。"没想到，过了两天，学生就来找我报告了，说："按摩完之后，果然很管用，而且老妈说人精神多了，心里头有底气的感觉。"这也就说明，学生的母亲并不是更年期造成的心悸，而是心气不足所致。当一个人的心气不足时，就会产生心慌、气短、胸闷甚至是出汗、烦躁等症，如果不能及时治疗，就有可能引发心脏病变。我关照学生："要让你老妈经常按，别大意了，有好处。"

心气不足之所以要按内关穴与神门穴，就是因为这两个穴位分别来自于心包经和心经，对心脏不适引起的心悸、心烦等症都有治疗作用。不仅如此，内关穴通于阴维脉，对胃、心包甚至是情志所起的病症也很有效。而神门穴则专门针对心脏病症，最能补益心气。这样两个穴位相互合作，起到加强身体所有脏腑的作用。

内关穴与神门穴相距不远，它们都位于手臂前端腕关节下方。寻找内关穴的时候，可将手臂放在桌面，手掌心朝上，然后沿腕关节横纹处向上2寸，即我们合拢食指、中指、无名指后，横放于腕根部，其上方就是内关穴了。按摩内关穴的最大好处就是可以让微血管扩张，从而增强血液循环的速度及流量。《百症赋》曾经有记："建里内关扫尽胸中之苦闷。"由此可见,内关对宽胸理气是极为有效的。对它进行按摩,就要用拇指指腹与指甲一起垂直下按,也就是掐按法。力气可以开始时轻一些,随着反复的掐按再慢慢加重。如此坚持50次以上,就可以了。而且掐按内关穴有一个好处,那就是它双向调节的功能,如果是心跳太快的人掐按,那心跳就会慢慢减速;而假如是心跳过慢的人掐按,则会让心跳慢慢增速。因此,心脏的不适都可以按它,不管快慢。

神门穴位于腕部横纹处的右侧方,也就是腕掌侧横纹尺侧端,尺侧腕屈肌腱的桡侧下陷处。因为神门的位置比较不好把握,所以在按的时候,可以取点拨方法,即将手指按于穴位上,边点边用力拨弹手指,从而让神门产生刺激,这样自然而然也就起作用了。

高血压,穴位就是最好的降压药

高血压不是个新鲜话题,但绝对是常见病症之一。而且不管中老年还是中青年,都有高血压的困扰。有一项统计表明,全世界患高血压人口的数量高达10%,高血压的高发率可见一斑。不过高血压比较好控制,那就是终生服药,这无疑是对病人最大的折磨。每每看到别人一天三次,次次不落地服用降压药时,我就会想:为什么不早点儿通过自己身体内的穴位来调节血压呢?这绝对比药更有好处。

这个想法,我最早在一个朋友的身上验证效果。当时大家一起吃饭,吃到一半时,朋友突然拍头大叫:"哎呀,又忘了吃降压药了。"朋友不过50多岁,可是吃降压药已经3年多了,用他自己的话说就是:"我不管走到哪里,随身不能少的就是药。"平时,我已经对大家这种自我治病的方法默认了，毕竟每个人都有自己的生活方式，我不能因为自己是医生，就要要求身边的人一定按照我的观念来生活。可能这次为了帮朋友应急，就随口说："没事，我回头告诉你身体上自备的药方，你就尽管用吧。"朋友对我这个说法很感兴趣，立刻就问："还有这好事呢？快告诉我。"

他这样一闹，大家也就没有了吃饭的兴趣，都说："你快教教他吧，不然他也吃不好饭了，你教他我们顺便也学学。"看看大家都挺期待的，我也不好太卖关子，就停下手中的筷子，说："那我就好好教你学用自身之药。"说着，我开始从自己身上寻找曲池穴、太溪穴、太冲穴，一边找一边说："按照我的方法来做，不过不要把它想成是特效药，但经常按摩就能与药一样起到降压的作用，比你天天吃药强太多了。"朋友按照我的手法，自我按摩完3个穴位之后由衷地说了一句："这3个穴位适合晚上按摩。"确实，因为太溪穴、太冲穴都在脚上，如果泡完脚再对它们进行按摩，那么效果会更好。当时管不管用没人知道，我只知道朋友自从那次之后，每天都对这3个穴位进行按摩，直到第二年体检，突然打电话跟我说："我的血压真的降下来了，医生要我停药试一段时间呢。"听朋友这样说，我也欣慰地笑了。

这3个穴位都比较好找，曲池穴位于上肢肘关节的外侧，取穴时可以端坐，然后弯曲手臂成直角状，肘关节内侧外缘的曲线最末端，就是曲溪穴。它属于大肠经的穴位，最能行湿上行，滋润脾土之燥热。对上火引起的牙痛、眼赤、上脚酸疼以及高血压、流行感冒都有治疗作用。

而太溪穴在足内侧的踝关节处，取穴时可垂直踩地，内踝后方突出的部分与跟腱连接处有一个下陷点，即为太溪穴。它的作用是将气血化为循行肾经的气体，从而清热生气、滋养肾脏。对肾脏病症、气喘、风湿等症都很有功效。

太冲穴最好找，在脚的背部大踇趾与二趾之间分开处的下陷处。其主要作用是将燥湿化为风气，从而循肝经上传，也就是对肝经的水湿之气进行帮助。那些因为肝火重引发的头痛、眩晕、目赤等症以及与水液相关的月经不调、小便失禁等症，都可以通过它来调节。

之所以这3个穴位可以降压，是因为高血压的病症自身就是来自于血管压力的加大，从而血压升高。而造成这个的原因就是肝肾脏器的不足，也正因为如此，高血压才被分成肝阳上亢与肝肾阴虚两种证型。按摩这3个穴位，就可以让肝血吐纳有序，肾脏滋润饱满。如此，血液的循环、血管的弹性也就自然慢慢改善了，怎么还会有高血压的问题呢？

按摩手法上没有太多麻烦的地方，只要每天在方便的时间里，对3个穴位进行按压式按摩即可。每个穴位要按3分钟以上，每天至少一次。一般两三个月之后，你就可以感受到血压的变化了。

低血压，公孙穴配合阴陵泉穴来供血

高血压让人痛苦，但低血压也一样让人无助，因为这个病在医疗手段上，远没有高血压那么好控制。特别是想要通过药物来改善低血压的问题，似乎有些难。可是，大家有所不知，相比于药物，穴位对低血压的治疗更高效，而且也绝对的简单。因此，当你身受低血压困扰的时候，不妨就自己通过穴位按摩来改变现状。

阿姨家的表妹，34岁的时候被诊断出血压低。但医生给的治疗方案也不过是吃点儿红枣、吃点儿肥肉等。虽然说表妹的低血压不是一直持续，可一旦犯了就没有办法正常工作，人会头晕、无力，还吃不进东西。这时医生再让她从食物中多选择一些东西进补时，她就感觉是勉强自己了。这样反反复复的好几次犯病，有一次还在上班的路上犯病了，赶车的时候突然头晕，差点儿没摔跤。阿姨愁得不行，特意来找我，说：“这要是简单的没力气也就算了，可是头晕太危险了，如果在路上发生意外，可怎么办呀？难道就没有好的方法来控制一下这种病吗？”

　　我也知道，吃药对低血压相对有效。但血压低的人食欲本来就不会太强，而且消化功能上还不怎么好。加之女孩子爱美，平时不晕就觉着没事，等到再晕了想要食补谈何容易。所以我对阿姨说：“除了平时让她注意吃点儿有营养的东西之外，还要加上穴位按摩，这样坚持一段时间，效果就出来了。”阿姨立刻就问我：“按摩哪里，快告诉我，她吃不进东西，我帮她按摩总行吧？”听着这话，心里真是酸酸的，不管你长到多大，父母始终当你是孩子。我连忙从阿姨的小腿上找出阴陵泉穴与公孙穴，告诉她每天如何按，按多长时间。这件事过了好长时间，阿姨去看妈妈，刚好遇到我，便说起表妹的低血压问题：“现在好了，真比吃药还灵，已经有大半年没犯过了，想不到穴位真能治大病。”

　　阴陵泉穴是脾经的合穴，位于足三里的后方，脾经所流经的水湿与营养都在这里堆积，因此它是我们身体上气血的贮藏处。当对阴陵泉进行刺激时，可以有效地疏通气血，促进血液流通。寻找它的时候，可以端坐，也可以仰卧，然后从小腿的内侧，膝盖下方胫骨内侧的下陷点即是。如果你知道自己的足三里在哪里，就更好找了，阴陵泉穴与足三里穴相对。

　　如果说阴陵泉穴只是一个提供血液的穴位，那公孙穴则是一个让气血充分传播的要穴。这是因为公孙穴为足太阴络穴，可有效输散脾胃二经，从而令气血顺利通达各部。它的位置在脚的内侧，第一趾骨下方。寻找它时可以用太白穴来定位，太白穴后1寸处即是。食补确实是治疗低血压的不二法则，而按摩公孙穴则是让这些食补合理发挥效用的手段，因为它直接调理脾胃功能。而人体之气血，势必都来自于脾胃的吸收与输布，所以想要气血充足，血压稳定，非按摩公孙穴莫属。

按摩这两个穴位的手法很简单，直接用拇指点按即可，每天1次，1次5分钟左右。但对公孙穴进行刺激还有一个更好用的方法，那就是刮痧。一般这种方法可以放在晚上洗好脚之后。洗脚的时候，用稍热点儿的水，对双脚进行浸泡，然后在脚上涂刮痧油，顺着脚弓处向下刮，力度不要过重，可慢慢加力。如果在刮的过程中，感觉疼痛明显，那就可以多刮一会儿，这时也可以配合刺激手臂上的内关穴，那效果就更好了。

不过，在这里要说一句，穴位的治疗并不是立竿见影的，特别是对血压、血脂类的血管疾病进行改善时，要长期坚持。只有按摩的时间长了，你才能发现穴位对于你身体的改变，对于你疾病的控制能力。

血脂偏高，先要找到丰隆穴来化痰祛脂

高血脂在现代生活中实在不算什么稀奇事，人一过了30岁，便开始出现血脂升高的危险。这都是因为平时高胆固醇、高糖、高油食物吃得太多，让身体代谢发生障碍。中医则认为，人之所以会代谢不足，血脂升高，主要还是因为体内痰浊凝聚，从而阻滞气血新陈代谢的进行。因此，想要治疗高血脂，也就要以升清降浊、化痰祛脂、促进新陈代谢为主了。

我自己有一段时间也出现过血脂要超标的危险，其中总胆固醇的数

值已经达到了5.1毫摩尔/升，马上就要超标了。当时看着体检报告上快要超出最高上限的数据，心里觉着有些不舒服，天天为别人治病，自己都已经病了却还没发现，真不应该。所以，我便在中医典籍中查看资料，想看看有没有比较简单有效的方法，让高血脂消失于无形。读到《玉龙歌》的时候，看到这样一句："痰多宜向丰隆寻。"而在明朝的《医学纲目》中也讲道："风痰头痛，丰隆五分，灸亦得。"不仅如此，更是"诸痰为病，头风喘嗽，一切痰饮，取丰隆、中脘。"可见丰隆穴是化痰祛脂不可少的穴位。

于是，我凭着自己对丰隆穴的理解，开始取丰隆穴进行每天3分钟的按摩。没想到刚按的时候，手一压下去，就能感觉到疼痛，而且到第二天再按的时候，疼痛更加严重。这应该是提醒我，体内痰湿聚结已经成病了。所以，我采用艾灸的方法，开始每天灸10分钟，灸了7天之后停止，然后改为手指按摩。一直按了一个月，我再去检测血脂指标时，发现血脂总胆固醇的正常值下降了3个点。看着这个数据，我会心地笑了。

丰隆穴为什么这样管用？说起来非常容易理解。它是足阳胆胃经上的络穴，其化痰功效首屈一指。它的运行规律就是将人体水湿之气，从身体天部化为雨而降至地部。这也就是我们所说的脾胃升清降浊的过程，当浊气下降，痰湿得化，随体液排出，那身体的代谢也就得到了加强。不仅如此，丰隆穴化痰的同时更能降脂，被人称为减肥大穴。脂肪堆积当然也是因为痰湿凝结、脾胃不运所致，只要痰凝得化，脾胃的运化功能得到增进，那一切问题也就解决了。

取穴丰隆穴很简单，它位于小腿前侧的边缘处，沿足踝向上8寸，在胫骨前缘向外两1寸即是。按摩丰隆穴可以用两个拇指按压，如果疼的厉害，就减轻一些力度；如果能忍受，可加大力气。两个手指交替按压，坚持5分钟左右。如果觉得手部力度不足，可用按摩棒辅助，一定要让穴位感觉到酸胀。每天1次，按摩完之后，用手握拳，轻轻敲打穴位，直到皮肤变成红色为止。

除了按摩，艾灸丰隆穴是绝对不可省略的方法。热可化湿，时间上要持久一些，保持15分钟以上的度。在对丰隆穴进行艾灸时，采用悬灸的手法，移动熏灸，这样丰隆穴四周都能被照顾到，也就是胃经其他经络也同时受益了。艾灸7天，可停几天，然后再接着艾灸，如此几个疗程下来，你就能感觉到自身的变化了。

另外，小腿的腿肚中间还有一个承山穴，按摩完丰隆穴之后，也可以对这个穴位加以按摩，效果上显现得就会更加快一些。这也就告诉我们一个道理：我们在对自己的身体问题进行按摩求药的时候，不妨放开手脚，结合多个穴位联合使用，这样才会更快地让我们找到治愈身体的良方。

突发心脏病，按郄门来急救

对于有心脏病的人来说，最怕的就是病情突然发作了。如果恰巧又遇到没有带药，或者身处异地，没有人照顾，那就真的太危险了。可是如果我们能记住人体的穴位，知道在关键时刻如何用来救急，那岂不是自药随身带，处处不受限于病了吗？

邻居郝阿姨就是这样一个人，她平时与我聊天的时候，爱讨教些小毛小病的偏方，或者是穴位治疗什么的。她说："人就要活到老学到老，我现在多记些好用的小方子，也不至于到用时再乱了方寸。"这话还真没说错。有一次，郝阿姨与一群老年人参加了一个老年观光团，一起到北戴河玩。结果，那天自由活动时，不知怎么的，随团的一位大妈突然就流汗不止，然后手捂在胸口上，一句话也说不出来，脸色越来越白。那些老人可被吓坏了，你看我我看你，说："这可怎么办啊？"还好有一个大爷没失去理智，说："大家都别慌，我这就去叫导游。"

这时郝阿姨明白过来了，这说话也说不出来，脸色又发白，而且还流汗，一定是心脏病犯了。于是她情急生智，想到我曾经告诉给她的一个自救小妙方：心脏病突然发作就按郄门穴。郝阿姨什么也不说，上去就将大妈的袖管挽起来了，直接在郄门穴上揉动，还一边揉一边转动大妈的手腕。没过一会儿，大妈就"嗯"的一声吐出气来，这时，脸色也慢慢缓过来，不那么惨白了。一起的老人看着都惊奇地说："这是什么法子呀，这也太神了。"正说着，导游已经气喘吁吁地跑了过来，一看大妈转危为安，也拍拍胸口说："还好，吓死我了。"然后才问是怎么回事，大家七嘴八舌的说是郝阿姨救了大妈一命。这下不但大妈对郝阿姨千恩万谢，就连导游也说："要是大家都有郝阿姨这样的能力，那老年团就好带了。"郝阿姨为这话美得什么似的，回来还特意找我说了一次。自此郝阿姨学习的热情就更高了，经常在周末找我学穴位按摩，我也只得悉心教授了。

说起郄门穴，它是心包经上的穴位，"郄"字的意思就是"深的孔穴"。也就是说，郄门穴在人体比较不明显的地方，平时想要找它到就得掌握一定的穴位常识才行。但郄门穴的功效很强大，能理气、宁心、活血。这是因为心包经的体表经水，在这个穴位停留，然后回向体内经脉，从而成为体脉经水流通的重要穴位。因此，胸痛、心肌炎、心悸、心绞痛、心脏病等病症都可以治疗。

平时我们如果遇到心脏病突发，或者心绞痛等病人，就算已经拨打了"120"的救急电话，但这段等待的时间里也别耽误。这时就可以为病人转动手臂，以一分钟60下的速度，边转边揉。一般情况下，要以左手为主，然后向内侧转动45°，再往回转，这样来回转动，就能为病人赢取更多的救治时间。

当然，这需要大家记住郄门穴的位置，它位于我们手腕内侧，腕横纹向上5寸的地方。这里一定要注意，它位于手臂的正中间，《循经考穴编》说："两筋间"，因此它是在桡侧腕屈肌腱与掌长肌腱中间的。当我们自己心脏不舒服时，也可以按此穴自救。这时要将右手的拇指按在郄门穴上，然后蜷左手腕，如同救别人一样的揉转方法，一般一两分钟就可以缓解症状。平时按上去，可能不会有什么感觉，但当病情发作时，按郄门穴会感觉到疼痛，这时一定要坚持住，继续按揉。

如果会艾灸的话，自己艾灸郄门穴也很不错。取艾条点燃，临于郄门穴上，温灸20分钟。这当然不是急救，但对心肌损伤以及风湿性心脏病等症都有很好的促进作用。经常艾灸，就可以减少心脏的不适。

心律不齐，按摩中冲有疗效

当心跳速度超过正常范围，或者是比正常值减慢时，医学上就称为心律不齐。而中医则将它称为心动悸或者脉结代。认为这种问题多是心阳不振、阴血不足或者气血不充等问题引起的心脏自律性异常。人在心律不齐时，往往会产生胸痛、头晕、出汗、发冷等症状。虽然情况轻微的会自己转好，但严重之后就有可能引发心脏衰竭甚至是猝死等后果，是一种非常严重的心血管疾病症，大家应该及时地加以注意。

79岁的许大爷患有心律不齐一年多了，平时看不出有什么问题，行动也很自如。但是大爷一直不放心，认为这就是心脏有病了，所以三番五次地要儿子带他住院。许大爷的儿子也没办法，到医院去咨询，可人家只给开了点儿药，说许大爷的情况很常见，而且并不严重，不用住院。这下许大爷生气了，说："你们摸摸我的脉，这跳的明明不正常嘛，为什么说我没病呢？"儿子实在被许大爷折腾得受不了，就说："我还是带您去看中医吧，让人家给你调理一下，这样兴许管用。"许大爷很高兴，随着儿子来我这里。给许大爷号号脉，发现他脉象虚弱、细数，便问他："有没有一天当中特别严重的时候？"许大爷说："下午的时候，感觉心跳会加快，如果能睡一会儿，就会好多了。""是不是在加快时会有胸闷气短的感觉而且还手脚冰凉呢？"许大爷一个劲地点头，说："就是就是……"

　　这应该是许大爷上了年纪，然后心阳不振所引起的心悸不安，调理这种病症，温补心阳是最好的方法，于是我为大爷开了点儿补阳气的中药。然后又对他说："平时闲了的时候，自己按摩一下，这对你的心脏有好处。"说着我告诉他中冲穴以及内关穴和神门穴的位置。许大爷皱着眉头："我还真怕记不住啊，老了，脑子不好使呢。"我笑起来："不怕，你能记住一个就按一个，中冲穴记得吧，就在手指上，每天就按手指就行。"许大爷这才轻松起来，说："能记得，我回去天天按。"许大爷带着药回家。其实我只给他开了一个疗程的药，很快他就吃完了，可是再来复诊时他却很高兴，说："到底是药物的作用呢还是按摩的作用？我真感觉心跳好多了，这几天就有一次心跳加快。"这当然是双向结合的作用，不过以我的经验，像许大爷的症状，只要按摩就足够了，便说："那以后继续按摩手指就行，会慢慢好起来的。"

　　虽然说药物的补阳作用不小，但我们不能小看了中冲穴这个小小的穴位。它位于我们中指的指尖处，是心包经的井穴，其主要功效就是调节心律。而且心包是专门保护和辅佐心脏部分功能的，能主百脉。所以，按摩中冲穴，可以平衡身体阴阳，调和气血，疏通经络。特别是与相关穴位相结合的时候，比如内关穴、神门穴等，能让身体气血充盈调畅，从而心有濡养。《黄帝内经·灵枢》就说它可以让人"血脉和利，精神乃举。"不仅如此，中冲穴还可以治五脏疾病，因为"经络内属于脏腑，外络于肢节"，只要多对中冲穴按摩，就可以将气血输送于心、脾、肺、肾等脏器，从而治愈脏腑疾病。

中冲穴非常好找，左右手中指的最末端、指甲下边缘处即是。对它进行按摩时，可用另一只手的拇指按在中冲穴上，来回捻动，一天1~2次，一次3~5分钟。如果心脏跳动刚好不适，便可用拇指指甲掐按这个穴位，大部分情况下，心律不齐、心绞痛等不适都会得到缓解。因此，中冲穴对心脏的好处很明显，又方便操作，平时我们不妨自己左手按右手，右手按左手，早晚进行按摩，保持心脏的正常。如果能联合内关穴和神门穴一起按摩，那心脏的动力就会更加强大了。

心脏功能衰弱，常按膻中穴、内关穴与神门穴来改善

人上了年纪，总是会出现这样那样的问题，特别是心脏，难免会出现搏跳无力、供血不足等病症，这就是心脏功能的逐步衰弱。而想要改善心脏功能，学会养生，学会自我促进，都是必不可少的方法。这其中，按摩最有利于经络的疏通、气血的充盈，而心脏也会因此得到功能的增强。

韩强东开始只是我的一位病人，他只有48岁，却有着心力衰竭的问

题。这与他工作的强度还有日常应酬的繁多不无关系，所以他坐在我面前时，始终在感叹一句话："本是为了活得更好，可奔波之后才发现，钱多了，活得却更不好了。"这大概是很大一部分人的人生困惑吧，为着美好的生活奋斗不止，心脏却因为饮食、压力等外因而变得负担不起，从而走向心脏病的疾患行列。面对这种问题，病人最应该改善的自然是生活方式：运动，戒烟酒，少应酬，适当地减少工作量，都必不可少。我依此为韩强东制定了一个全新的生活模式，好在他已经事业小成，所以调节很方便。与此同时，我又叮嘱他通过按摩，来主动面对和改变心脏的功能衰弱。

我让韩强东每天按摩内关穴、膻中穴以及神门穴。早晚各1次，每天不间断。说实话，这按摩习惯了没什么，可对于风风火火习惯了的韩强东来说却比较烦琐，他有时会对我置疑，说："这真的管用吗？实在感觉麻烦。"作为医生，遇到这样的病人自然是头疼的，不过韩强东有一个好妻子，每天都督促丈夫进行按摩。这样经过了3个多月的按摩，韩强东的身体产生了变化，不但心脏健康程度恢复正常，人的抵抗力也增强了。他亲自过来谢我，说："我真没把那3个穴位当回事，可是没想到身体的不足却通过它们改善了，我一定要好好谢谢你。"现在，韩强东成了我的朋友，偶尔碰个头，有时打个电话，不过在我们的对话中，听他说的最多的不再是人生感慨，而是穴位的神奇功效。

内关穴、膻中穴、神门穴，这3个穴位都是我们非常熟悉的了，而它们联合起来却是一颗强大的健心保心灵药。之所以如此，一点儿也不奇怪。内关穴是心包经上的一个重要穴位，它处于手腕横纹向上2寸的地方，其功能在于宁心安神，理气止痛，同时还能调节心律失常。这是因为心包经与心经的密切关系，内关穴为心包经疏通气血的时候，也就相当于让心经得到了良好的调节，因此心脏才会增强功能。另外，内关穴通于人体阴维脉，与胃经、脾经、肝经等经脉相循环，那些因各脏腑不适引起的胃痛、胸闷等症状都可以通过按摩内关穴来缓解。

神门穴属于心经，是直接促进心脏血管系统正常的穴位，它在内关穴向下的腕横纹处。神门也就是心脏气血出入之门户，因此，心脏上不管出了什么问题，总要先疏通这扇门，才能有效管理心脏的往来反复。

膻中穴位于心窝处，它的作用就是调节神经，增加心肌供血能力，心脏病症少了膻中穴势必要大打折扣。因此改善心脏动力的时候，膻中穴是首选的穴位。

此3个穴位联合运用，就等于为心脏功能起到了维持气血进出，供应心脏工作所需，又调和心脏规律的作用，如此心脏功能又怎么会不加强呢？当然按摩上有一定的方法，内关穴处于两筋之间，按摩时以掐按为主，可有效刺激它发挥作用；而神门穴也位于凹陷点，用拇指进行按压比较合适；膻中穴则不同，它最适合用掌根来按揉，也可顺时针、逆时针进行画圈。时间上各进行3~5分钟就可以，适合早晚各一次。只要你能坚持，那心脏的功能就会慢慢得到提升。

动脉硬化，足三里、丰隆、内关、风池是软化血管的"大药"

动脉硬化是一种动脉退行性的病变，它表现为动脉管壁逐渐增厚，弹力减少，管腔变得越来越狭窄。这种情况又多发生在40岁以上的人群，越是平时在饮食上过分厚腻、又压力大以及有吸烟等习惯的人，越容易产生这种病变。而动脉硬化带给人们的，通常就是心脑血管类的疾病，高血压、血栓、脑萎缩等，严重而且危害极大。中医认为，想要改善和预防动脉硬化，就要由内而外去改变，而对穴位的按摩又居首位，堪称"软化血管的大药"。

范老师是我老师的师弟，我在很多年前就认识他。那时的他就已经比较胖，而且最爱的一道菜就是东坡肉。我老师就经常打趣他："要减肥了，小心心脑血管疾病来找你。"范老师却一直非常淡定，说："只要血管年轻，脂肪算什么呀。"虽然我对范老师的这句话很认可，但却不得不从科学的角度来认知，人的血管是会随着年纪而老化的。因此，大家一起出去吃饭时，也偶尔会劝范老师："范老，这油腻的你就少吃点儿吧，胆固醇挺高的。"范老师就笑，说："你是受到你老师的影响了，你看看这十多年来，我的体检有什么变化没有？"一句话倒是提醒了我，这么多年以来，范老师虽然年纪越来越大，可体检指标从来都健康安好。我倒有些奇怪了，这么多油腻的肥肉范老师都怎么消耗掉的呢？

大概是我想得出了神，范老师夹了一块油腻的五花肉放在我跟前，说："放心吃，吃完我来教你消脂肪，促气血通畅。"其实我是真想知道范老师是怎么保养自己的，便跟着他一起吃，感觉那一顿饭吃了一天的肉，心里着实不落忍。吃完之后就问范老师："范老，肉都吃完了，你快说说你保持健康的秘诀。"范老师哈哈笑起来，说："想要真健康，每天问穴位取药。"这我当然知道，只是想要消耗这么多热量与油脂，那动作肯定小不了吧？果然，范老师告诉我，他因为自己爱吃肉，所以就格外注重对血管的清理，每天都会按摩足三里穴、丰隆穴、风池穴、内关穴以及人迎穴。这5个穴位每天按1次，不但心脏功能强，而且身体气血畅通无阻，血管想要硬化也没有条件了。

我后来想了想，确实如此。动脉之所以硬化，是因为血管的弹力不够强，当动脉血管的舒缩功能减弱时，被摄入体内的油脂等有害物质就会瘀堵血管，从而造成动脉的狭窄、硬化。而这几个穴位则像一队血管清理工，它们都有足够强的促气血、化瘀滞、增强血液动力，疏通经络的作用。也就是说，5个穴位各自攻守有度，从而让动脉血管气血不瘀不堵还流通有序。

　　足三里是人体最强的促进气血穴位，而且它能祛湿、化痰、涤浊，这都是清道夫应该做的活儿。通过按摩足三里，这些便完全被解决了。丰隆穴不用说，其最强的功效在于化痰，而同时消脂能力非同一般。如此无痰不凝聚，消脂不堆积，这对预防和治疗动脉的硬化再有效不过了。而内关穴与风池穴也是强人体阳气，通调心脑气血的能手，按摩内关穴与风池穴，不但疏肝理气更能补脑健髓。最后才是人迎穴，这个穴位我们有些陌生，那是因为它不经常单独成药。但是，人迎穴是胃经上的穴位，中医经常用针灸的方法，刺激人迎穴，从而改变血液的动力。这也说明，人迎穴有着改变动脉血管壁物理形态的作用。可见，5个穴位相联合，会是多么管用的一副妙药了。

　　按摩这5个穴位并不困难，无非是按、揉、掐的手法，怎么好按你就怎么动手，只要对它们有足够的刺激，就可以产生作用。但要每天1次，每个穴位3分钟，长期坚持。毕竟，穴位是以预防为主，改善为辅。想要恢复身体的健康，就得有恒心、有毅力才行。

心绞痛，用力掐按至阳穴

　　心绞痛是心脏病变的一种，当人体冠状动脉产生硬化，并供血不足时，心肌会出现缺血、缺氧，于是引起心前区的疼痛。生活中这种病症很常见，有调查显示，男性40岁以后，女性45岁以后，其发病率飚高。

这是因为人体压力、饮食等进行积累之后的一个病症，所以，中医认为心绞痛的根本原因还在于人体心胸上的痹阻，不论是寒邪还是外邪，只要造成经络的凝滞，就有可能瘀堵，从而发生疼痛。所谓气机不畅、心阳不足、七情内伤、饮食失节，都是这个道理。

记得我曾经遇到这样一位病人，他在候诊的时候，突然心绞痛就发作了。看到病人脸色发白，还有冷汗渗出来，我就问他："是哪里感觉不舒服？"那位病人50岁左右，身体稍胖，他对我摇摇头，说："心绞痛，老毛病了。"我立刻扶着病人的肩膀，在他背部肩胛骨中间按下去，没有一会儿，病人放松了身体，缓一口气说："好多了。医生，你这是什么招呀，能教我一下吗？以后我就可以找人帮我缓解心绞痛的病症了。"因为这位病人并不是来看心绞痛问题的，所以他对此非常有意外之喜的感觉。我告诉他："我给你按的穴位叫至阳穴，心绞痛发作时，按压它就能缓解疼痛。平时你可以多按内关穴、至阳穴和灵道穴3个穴位，这样能慢慢治疗心绞痛问题。"

我当时并没有把这件事当回事，因为我每天都会对不同的病人建议一些相对应有效的方法来治疗病症。当然，这也是我医生的职责所在，没什么特别的意义。可没想到这件事过去了好长时间，那位病人突然带着一位老人和一面锦旗来找我，说："医生，我自从听了你的话之后，心绞痛的老毛病算是治好了，所以这次我母亲感觉不舒服，我就直接带着她来你这里了。"这件事对我触动还是挺大的，一个穴位对于一个医生来说非常普通，可是对一个病人来说，它却完全能改变自己的生活与状态。

我对那位病人所提到的至阳穴，是属于督脉上的一个穴位，其主要作用在于为身体提供纯阳之气。我们知道，人的身体健康与否，都在阳气是否充足。只要阳气充盛，那么便可以让身体气血活络、通畅无虞。因此，至阳穴对气血不足引起的心脏不适、心律不齐、心绞痛以及胃痉挛、肋间神经痛等病都有缓解作用。它位于左右肩胛骨下缘，连接呈直线，取中间点即是。对这个穴位按摩可以用一定的小方法，因为它比较下陷，手指按摩的时候，比较费力气。这时可以用一枚硬币压下去，用力点按，或者是用按摩棒直接点按此穴位。通常情况下，1分钟左右便可以起到疗效，非常好用。

如果想要治疗心绞痛的问题，那就要比较长期地进行穴位按摩，这时可结合内关穴与灵道穴一起进行。因为内关穴可以非常好地调动气血，疏通经络；而灵道穴也是心经上重要的穴位，主治心痛、心悸、心绞痛等病。它善于为气化热，生发心气，对缓解心脏问题有极大的帮助。灵道穴离内关穴不远，在手腕横纹向上1寸半的地方。对它进行按摩时，可以按揉，用拇指按下去，轻轻转动即可。

通常3个穴位一起按的时候，可1天1次，按摩两周时间为1个疗程，一般情况下，1个疗程大概都可以有效果显现，然后继续按摩两个疗程，心绞痛的发作就会好很多。而如果只是单纯地对心绞痛进行缓解，那就直接按压至阳穴就可以了。

第七章　男性必知的身体『大药』

据调查显示，60岁以上的人群，百分百都有骨质增生的问题。不过，大家不用担心，因为从严格的意义上来说，骨质增生并不是病症，它更多的是一种人的生理现象，它体现为身体自我补偿的一种方式。

骨质增生疼痛多，敲打肾经健骨养髓

骨质增生是非常常见的病症，据调查显示，60岁以上的人群，百分百都有骨质增生的问题。不过，大家不用担心，因为从严格的意义上来说，骨质增生并不是病症，它更多的是一种人的生理现象，它体现为身体自我补偿的一种方式。所以中医认为，骨质增生是一种"痹症"，对它进行治疗和缓解，则要强筋骨，养骨髓。

我身边就经常有遇到这样问题的人，特别是朋友大伟，他是个有名的孝子，经常会问我一些老年人保养的法子。前段时间他父亲下楼晨练，可是没一会儿他就接到了父亲的电话，说自己脚扭了，动不了了。大伟立刻飞奔出去，到了就看到父亲坐在健身器边的台阶上，正自己揉脚呢。大伟忙问："这是怎么了，好好的怎么扭到脚了呢？"他父亲说："就是迈了个高台阶，就听脚下咔嚓一声，疼的我眼前都冒金星了，这会儿还在疼。"大伟连忙送父亲去医院，拍了CT之后，没什么问题，只是医生说老人有骨质增生，所以疼痛也属正常，就给开了一些止痛的药物。

大伟想天天用药也不是办法，而且父亲对那些药贴什么的非常反感，说："我好好的没病为什么开药呢？那不还是说我生病了？"人上了年纪难免会对各种事计较，于是大伟最后带父亲到我这里。我看看那片子，确实不严重，也完全没有积液问题，可能当时还是老人上台阶没注意力度，引起对增生的直接刺激所致。我便告诉他："不用药也没事，你回去敲肾经吧，不但能缓解疼痛还能预防骨质增生。"老人似乎很高兴，说："我们人老了，体质本来就不强，还老用药不好，还是这样敲敲打打的锻炼一下更实在。"我便将肾经的循行路线以及敲的手法一一告诉老人，他果然非常勤快的开始敲肾经了。大概过了一个月的时间，大伟就给我打电话："我父亲说真的很管用，而且敲了肾经之后，感觉身体越来越好了，人有劲，也精神。"

这是自然的，肾脏是人的先天之本，它所蕴藏的是人体平衡所需的阴阳、濡养体质的气血，没有强壮的肾脏，人不可能健康。而为什么敲肾经可以与骨质增生相对症呢？这也很好理解。《黄帝内经》曾经说过："肾主藏精，主骨生髓。"这也就是说，骨骼的健康来自于精气的充足。而当人的年纪渐增时，肾精慢慢不足，这时骨骼得不到充足的营养，才会发生代偿性质的增生。因此，强肾脏就是补精气，补精气则能养骨髓，从而避免了骨质增生的烦恼。

不过，有些人会认为，肾经从脚底开始，贯穿身体，真要敲起来太麻烦。其实并不是这样，相对敲肾经还是件很简单的事。因为我们敲肾经的时候，可以取比较方便的穴位来敲打即可。肾经由脚底，沿腿上行，腹腔之内不能敲，所以通常的敲打都是腿部。敲的时候，手握空拳，沿着腿的内侧，一拳一拳往上，一直到大腿根部即可。而且，敲肾经的时候，往往容易敲到肝经上去，这是因为两条经路相近。不过肾经也好，肝经也罢，都敲一敲没坏处。我们说"肝主血"，而身体不管是养骨骼还是养精神，没有了血那肯定不行。如此，敲肾经的时候，连同肝经也敲了，这就相当于一箭双雕。

　　敲肾经的时间，我们可以相对选择晚间的时候。因为肾经的活跃时间在晚上5点到7点之间，在肾经当令时对它进行刺激，就会有着更好的作用。一般情况下，敲打肾经前可先用热水泡脚。这是肾经出于涌泉的原因，涌泉穴在脚底心，用来敲打不如直接浸泡更有效果。所以泡15分钟之后，再沿着脚踝向上敲打，那效果就事半功倍了。

　　但敲打肾经要注意一点，那就是不要刚刚吃完饭就敲，连同泡脚也是如此，这会让心脏血液倒流，造成不必要的负担。同时，骨质增生虽然痛苦，但运动不可少，只是不要过于剧烈运动就行。平时多进行锻炼，不但能减少骨质增生的机会，还能让骨骼越来越强健。

睡眠老不好，寻找涌泉穴来养神

　　很多人大概都经历过躺在床上、辗转难眠的痛苦吧？据世界睡眠组织的报告可以知道，世界人口70%以上的人群，都有着睡眠问题。而且，这已经成了威胁现代人体健康的第一大诱因。面对深夜难眠、身体越来越虚弱的情况时，你会采取什么样的方法来促进睡眠呢？

　　梁先生只有55岁，可是患睡眠障碍已经好多年了。他来就诊的时候，我单从外表来看，还以为他已经有65岁了：他脸色无光，皮肤灰暗，皱纹很多，特别是那对大眼袋，青黑的颜色，完全没有中年人的丰满之像。当看到病历上写着55岁时，我便猜测他可能是工作比较辛苦，便问："您从事的工作强度大吗？"他说："我一直在公司任职采购，年轻时还出差到处跑跑，现在职位也比较高了，所以天天就坐办公室看看数据，真没什么强度。"我又问他有没有用药物帮助过睡眠，他说：

"实在困得不行了，才会吃片药，我也知道，那东西吃多了不好，所以不敢吃呢。"他的这种做法还是不错的，失眠的人如果一味地依赖药物，那么你的情况就会越来越糟。

我告诉梁先生，想要睡好觉，还是从身体上进行调理更好。所以，我象征性地给他开了点儿宁神静心的中药，着重嘱咐他每天按摩涌泉穴。每天按摩之前先要浸泡，然后用手或者按摩器，刺激涌泉穴。梁先生对我这个方法充满了怀疑，说："这样管不管用啊？"我只能让他回去试效果，并且告诉他："不要着急睡着，而是注重内心的平和，越是焦虑就越睡不着。"梁先生走了13天后，又一次回到我这里，说："大夫，你这个方子我是越来越喜欢了，一开始感觉没多少作用，可是连着按了几天，发现就算睡一样时间的觉，可精神上却充足的多，随着慢慢按的时间长了，昨天居然一下睡了7个小时，这是我多少年来没有过的感受了。"

中医认为人之所以会失眠，多是因为心肾不相交所引起。因为心主神明，而肾则主经气水湿。当人不能睡眠时，必定内心焦躁从而神明难安。这样身心热症就会耗损肾精，令身体四肢、脏腑得不到水湿濡养。而按摩涌泉穴，便是引水归根，令心肾相交的法子。当肾经之水湿灌溉全身时，心脏才会安然入神，从而让人正常起卧运作。

涌泉穴在我们的脚底中心，《黄帝内经》记载："肾出涌泉，涌泉者足心也。"由此可以得出，对涌泉穴进行按摩，就是为肾经进行促进，对身心进行滋养。按摩的手法也很简单，每天用热水浸泡双脚半小时，然后端坐于床上，将一只脚盘于另一条腿上，脚心朝前，然后用两个大拇指从脚趾的方向朝下推动到至涌泉穴，接着在穴位上来回推按，保持10分钟左右，再用手或者其他辅助物来拍打脚底涌泉穴，直到脚底感觉到发热时，便可以了。

　　当然，如果你不愿用这个方法，那也没关系，只要是能刺激涌泉穴的方法都好用。比如在地面铺一块石子路，穿着袜子在上面行走，这样就能有效地刺激涌泉穴，每天走上十几分钟，作用是完全相同的。而对于失眠症状比较严重的人，则可以取5克朱砂，研成细末，然后用糨糊黏于棉布上，敷在涌泉穴，每天更换1次，10天可见效。

　　我要告诉失眠的人，遇到睡不着的时候，着急并不是最好的方法，倒是按着自己的穴位来加强心神的安定，才是能促进睡意的好办法。即使平时你并没有失眠的症状，但每天对着涌泉穴多按摩，也能起到让你身心更健康的好处。

腰椎间盘突出，寻找命门大功臣

　　坐的时间多了，或者是工作强度过大、外伤等原因，都有可能造成腰椎间盘损伤。当腰椎间盘突出之后，人会感觉到腰疼，坐骨神经痛，甚至是腿、脚一起疼痛，从而影响正常的生活状态。中医认为，腰椎间盘突出是一种痹症，因为腰椎间盘突出的部位多于脊椎、腰骶间隙之间，当突出部位存在，此时椎脊气血瘀滞不行，于是疼痛产生。所以，治疗腰椎间盘突出，最好的方法就是舒筋活络，促进气血通畅。

　　老李48岁，平时很喜欢运动，所以每周去健身房、进行户外运动都是雷打不动的生活规律。可是他怎么也没想到，有一次单位举行运动会，他作为一名资深的运动爱好者，却在羽毛球比赛中扭了腰。虽然当时他感觉到了疼痛，但好强的他却并没有张扬，认为养两天也就好了。谁知，两天之后，腰疼不但没有好，他还感觉下肢有麻木感，抬高一下就会疼痛。老李心里有些撑不住劲了，便趁着没什么工作的时间，自己到医院做了个检查，CT显示出来之后，他就傻了：腰椎4、5突出约0.7厘米，而且腰骶1椎膨出。这下老李不明白了，说："我这么强壮的身体，怎么还会腰椎间盘突出呢？现在怎么办？"医生建议他做复位治疗，老李也只好听从。

不过，复位做完之后，老李一直感觉疼痛不消，平时行动还是受限，特别是腿部。这样对他的生活产生了不小的影响，最终他在朋友的建议下来我这里调理。我针对老李腰椎的疼痛及下肢受限问题，为他艾灸命门穴。只灸了3次，老李便明显感觉疼痛减弱，而且下肢运动得到改善。艾灸了5次之后，我让老李做下肢的抬高试验，老李轻松地完成了动作，自己惊讶地说："可吓死我了，我还以为这条腿以后不能再抬高了呢，可算是好了。"这是艾灸起了效果，于是我便嘱咐老李自己回家按摩命门穴，继续治疗。现在，老李的腰椎已经没有任何疼痛，而且腿也完全好了。

命门穴为什么有这么大的作用呢？原来，命门穴是身体脊骨高温高压阴性水液输送的门户所在，它位于腰背的正中间，与脊骨相连接，人体脊骨内所需要的高温高压阴性水液都是通过它运于督脉，从而形成督脉源源不断的气血充盈。因此，当人体发生腰脊、足膝、寒湿、瘀滞等症时，对这个穴位进行刺激，就相当于为身体打通气血流通之门。自然，效果上也就显现而强效了。

在我们身体上寻找命门穴并不困难，它位于腰部中线之上，在第2腰椎棘突下陷的地方。取穴时可端坐，双手后掐，放于第二腰椎棘突下陷点即可。当腰椎发生问题时，可对它进行按摩、针灸、艾灸等法。一般针灸自我调控不方便，相对按摩、艾灸比较简单。艾灸的时候，可俯卧于床上，然后请人帮忙，取点燃的艾条，悬于穴位之上，进行10~15分钟的温灸，5天为一个疗程，有改善的时候，便可以继续艾灸。

按摩命门穴的手法也很简单，主要以食指、中指和无名指为主，将三指并拢，并进行指腹对搓，待指腹变热后，可从尾骨处进行搓按。当尾骨部位产生热感时，沿着它向上搓到命门穴，继续按搓5分钟。这样每天一次，搓一段时间，就可以对腰椎间盘的突出产生作用了。另外，就算我们没有腰椎间盘的突出症，也可以平时自己用拇指来按摩命门穴。因为命门穴的另一大作用是延缓衰老，推迟更年期。所以，想要年轻，那就多动动手，为自己的身体打开这道气血常充的大门。

应酬过多总喝酒，按摩大敦、太冲、三阴交来护肝

应酬是现代人生活不可或缺的元素，特别是男性，应酬多不说，还容易多贪几杯。这样时间一长，肝脏就要受伤了。因为酒精对于肝脏，就像水浸于海绵，吸收起来非常迅速，而酒精中的毒素对于肝脏的侵害也就变得直接自然。所以，护肝、保肝，才是应酬之后最为应该着手的事情。

我的朋友中，就有几个比较嗜酒的人，我平时总免不了对他们唠叨。就算这样，他们一样杯不离手，说起来就是："工作所需，没有办法呀。"我也只能摇头。上个月有朋友过来找我。看他低头丧气的样子，我就知道有事了，便问："出什么事了？"他叹口气："我说了你肯定又要讲我，前几天单位体检，我居然有酒精性脂肪肝。"我听了也吓一跳，忙看他的检验单，还好，只是轻度的脂肪肝。但这样我还是要唠叨他几句。

该说的都说完之后，我告诉他："必须要戒酒，除此之外还要吃药

治疗。"说着，我为他开了副中药，主要从修复肝脏功能着手。弄完了这些，朋友松口气，说："这样以后不会有大问题了吧？"我告诉他："只要你加强锻炼，那就没什么事了，不过，以你的性子我估计锻炼也难。"他听完又笑起来，说："你太了解我了，锻炼对我比不喝酒还难。"我想了想，说："这样，你每天自己找个合适，对着大敦穴、太冲穴以及三阴交穴，各自按摩3分钟左右那就比你运动还强了。"只见朋友两眼发光，说："这么简单就取代锻炼了？"我对他点头。他高兴地说："那就行了，我从今天开始，就与按摩交朋友了。"他说到还真做到了，连吃药带按摩，一个月之后再复检，发现不但肝功能恢复，连胆固醇、甘油三酯都有不同程度的下降。看完结果我对他说："现在你总算又回归正常行列了，现在知道健康的重要性了吧？"朋友说："不但知道健康的重要性，还知道穴位的重要性了。"我们两个都大笑起来。

　　酒精性脂肪肝是酒龄超过5年人群的常见症，介于肝病的边缘。得了这种病的人会上腹胀痛，食欲不强，还会体重减轻，没有力气。如果此时还不加以注意，那就会继续加重病情，导致肝病的发生。因此，应酬多的人，平时酒上要有所控制，同时也别忘了给自己按摩，从而起到对肝脏功能的促进。

　　大敦穴在我们脚部大脚趾内侧的趾甲边缘处，这是一个井穴，所谓井，即源头之意。它是肝经温热水液的源头，专为肝经行传水湿，生发风气。因此，对大敦穴进行按摩，可以起到清肝之功效，不仅如此，还能让你头脑清晰，精神矍铄。对它进行按摩时，可以正坐于床上，然后用左手大拇指按压右脚大敦穴，用右手大拇指按摩左脚大敦穴。手法一般采用旋按法，即按下去之后，稍加用力，先朝左边转压15~20下，再向右边转压15~20下，另一只脚同样如此进行。

　　太冲穴也是肝经的重要穴位之一，其气血最足，相当于肝经元气的储藏之地。因此，对太冲穴进行按摩，就可以充分调动肝经的元气，从而让肝功能得到提升和修复。它的位置在脚背之上，大趾与二趾相结合的下陷点。按摩的手法多采用来回搓动式，也就是用大拇指点住穴位，然后从前向后滑，再从后向前推。每只脚做30次，同样采取左手对右脚，右脚用左手的方式进行。

三阴交穴为人体交会之穴，在这里有脾经、肝经、肾经相交合，因此气血最旺。对三阴交进行刺激，也就相当于调肝补肾，健脾益血了。有了充分的气血供应，肝脏的负担可以减少，同时新陈代谢加快，也就可以很好地修复问题了。三阴交穴的位置在腿部，沿内踝尖向上3寸，胫骨后缘的边沿即是。按摩的时候，可采用与大敦穴相同的手法，边按边旋压，每个穴位各左右旋压15~20次，左右三阴交穴各同相进行。

这样对三个穴位按摩上一段时间，肝脏的负担也就得到了肃清，而其病变的不足也将得到一定程度的修复。但平时最好多按按，不要等到身体真的发生问题了再按，毕竟预防总比治疗更让人轻松。

脚多汗发臭真尴尬，阴陵泉、足三里祛脾湿能改善

脚臭、多汗，是很多人的无奈，特别是男人，经过一天的奔波，回家鞋一脱，便立刻臭味满屋了。虽然说这不是什么大问题，可在生活文明越来越发达的今天，吃饭、访友都难免会遇到脱鞋子的事，这时的尴尬就只有自己才能知道了。

庄青是一位32岁的小伙子，长得帅，个子也高，平时爱运动。可是，他这样一个优秀的小伙子，却一直单身。原来，庄青之前也有一

个不错的女友，两人谈了半年多的恋爱，女朋友便带他回家吃饭，与家人认识一下。谁知庄青从小脚就爱出汗，后来又常运动，多穿运动鞋，那味道实在浓烈。上大学的时候，同宿舍的室友就送他一个绰号"毒气教主"。所以，当庄青进了女友家一换鞋的时候，那气味立刻就散开来了，女友的母亲直接去了卧室，直到他走都没有再出来过。当然，这门亲事也就告吹了，人家家里人死活不同意，说太不修边幅了。

为此，庄青和自己较劲，说："我脚臭怎么了，为这还嫌我，那我不谈女朋友总行了吧？"他虽然可以选择不谈恋爱，可父母受不了啊。看着他年纪越来越大，母亲急得要死要活的。还是父亲聪明，说："凡是病都有个方法治，他脚臭去治一下不就行了。"母亲这才醒悟，拉着庄青来找我求救了。说实在话，我还真没有遇到过因为脚臭来看诊的，但病人有问题，我也不好给推出去。经过号脉，发现庄青脾胃功能有些不好，湿气很重。这样，我似乎就找到他脚臭难闻的病根了，于是告诉庄青："你脾湿，以后饮食上多吃点儿薏米、白扁豆类的，出汗之后要及时换衣服。再就是每天按摩阴陵泉和足三里两个穴位，过一段时间看效果。"庄青也是一头的雾水，说："脚臭和脾有什么关系？"我只能和他讲些身体脏腑之间的关系，他也听得稀里糊涂的，并没理解多少。但最终还算听话，按照我说的那这样按了两个多月，才打电话告诉我，脚上的味道真的越来越小了。

这脾湿与脚臭到底是什么关系呢？其实脚臭就是因为出汗，然后滋生细菌所致。而脚汗就是体湿的一种，当身体多湿时，必定要采取它所适合的方法排出体外。中医说："诸湿肿满，皆属于脾。"也就是脾主水湿的原理。当脾脏湿热，运化能力不足，那体内也就积蓄湿热之气了。庄青爱运动，又常穿厚鞋袜，湿气便以脚汗形式来排放。

之所以要按摩阴陵泉穴和足三里穴，是因为这两个穴位都是脾胃的重要穴位，除湿健脾作用强大。只要对这两个穴位进行刺激，就能让脾湿得到缓解，从而减少脚上汗液的排泄。阴陵泉穴在膝盖下方，取穴时，可以端坐也可以仰卧，然后沿着小腿内侧至膝盖弯曲处的下陷点。按摩的时候可用拇指顶于穴位之上，揉动加力，以5分钟以上的时间为宜，每天进行1次，时间长了就可以健养脾脏、祛湿化热。

足三里穴当然也是燥化脾湿的，它循于胃经之上，专化脾土之水湿。足三里在阴陵泉穴的外侧，即腓膝下胫骨外侧腓骨小头的地方。按摩时，可用拇指垂直用力，下按足三里，边按边揉，如果能感觉到酸胀，就反复进行操作，保持5分钟左右。

一般按完穴位之后，可以用空拳敲打这两个地方，效果会更好。当然，在祛湿的时候，如果能采用艾灸就再好不过了，这是祛湿的经典手法。艾灸时可以用悬灸的手法，对两个穴位进行熏灸。艾条与穴位适合的距离是3厘米左右，保持艾条不动，进行15分钟。但艾灸这两个穴位不适合天天进行，一般隔日1次，每月最多不要超过10次。

男人这点儿事，要找中极、关元来呵护

男性大概最怕的就是前列腺来袭了。尿又尿不出，不尿还难过。不仅如此，这也直接影响着男人的性功能。而男人又以男性能力为自我标准，能力强不强远比很多事都重要。只是这种事实在不适合与人言说，大多数深受其扰的人，只能暗地里折磨自己。可是男性朋友有所不知，在我们的身上，有着非常好用的穴位，它不但能让前列腺的烦恼不复存在，就连生殖功能上的能力，也可以得到提升，完全不必再自己暗自苦

恼了。

　　记得有位姓须的病人，只有47岁，可谓正处于中壮年。但因为工作的关系，前列腺已经是老问题了，他一直忍着，时好时坏的。但时间久了，他发现自己在夫妻生活上越来越无力。这种事虽然妻子很体谅，但次数多了，他自己就感觉不好意思了，为此还专门申请了出差的工作，希望可以给自己一个缓冲，能有所改善。但事与愿违，出差两个月，前列腺犯了3次，而回来与妻子同房时，也依旧没有任何改色。这让他非常有挫败感，整天垂头丧气，对生活的心情越来越淡起来了。

　　后来我的一位朋友与须先生相识，须先生偶尔说起前列腺的问题，我朋友推荐他到我这里来看看。来了之后，须先生就非常直接地说："其实要不是影响夫妻生活，我真的可以忍受前列腺的痛苦，我们毕竟还不到50岁，不能就一直这样下去呀。"我又问他每每前列腺犯了的时候，每天夜起几次，他说最多的时候6次，平时就算不犯也起得多，至少两次。之前也吃过药，但效果一般。我想了想，便结合他的情况，让他回家按摩中极穴与关元穴，每天1次，每次至少100次。须先生是个直爽人，笑着说："管不管用另外讲，但这个方法我喜欢，不用吃药不用打针的。"他按照这个方法回去按摩了40多天，便急忙地打电话给我，说："真的管用，真的管用啊。"我也没问他到底是哪方面更管用，但听他那样兴奋的声音以及我对穴位的了解，便可以想到，这两个方面应该都有效果了。

　　中极穴是人体任脉的最高点，专门募集膀胱经的水湿。也正是因为如此，当男人前列腺有问题时，对此穴进行刺激就可以让膀胱经的经气得到缓解，也减少了尿频的烦恼。不仅如此，而且中极穴吸热散胀能力极强，可令气血源源不断地输出，从而温润男性根本。所以有阳痿、早泄以及女性的经事之事都可针对此穴来治疗。包括老年人气虚而引起的尿潴留症，也完全能配合其他穴位治愈。

中极穴在肚脐向下的4寸处，取穴时，可以仰卧，然后保持身体平坦，从肚脐眼到耻毛的这段距离，平均分为五份，第四份处即是中极穴。而关元穴则在中极穴向上1寸的地方，两穴相邻很近，寻找起来非常方便。关元穴的功能在于治疗生殖系统的疾病，因为它调节内分泌的能力最强，可以培元固本，强肾壮阳。这是因为关元穴为小肠的募穴，专为身体吸气凝神。老子曾经这样形容关元穴："玄之又玄，众妙之门。"

对两个穴位的按摩以正常手法即可，每次按摩先要两掌对搓，搓到手掌发热后，左右手交替在一起，覆盖在穴位上，然后顺时针按100下，再逆时针按摩100下。在下按的时候，可边按边震颤手掌，如此可产生力度刺激穴位。如果病情严重，那就早晚各进行一次，这样过一段时间，也就能让前列腺得到缓解，同时提高性能力了。

自我肾保健，只要按摩耳朵就可以

肾脏作为我们的后天之本，其作用非常重要。肾脏不足，就会身体虚弱、情绪反复、骨骼疼痛、生育能力降低，记忆力减退、自信心不足、皮肤灰暗，等等。总之，肾脏越是不足，后果越是严重，直至你无法继续正常的生活。因此，强壮自己的肾脏，对它进行保健就成了当务之急。那如何对肾脏进行保健呢？告诉你一个非常好用的小方法：按摩耳朵。

我们都知道，耳朵与人体的脚下穴位相似，它虽然面积很小，但全身穴位的反射区都在上面。专家发现，对耳部进行按摩，可以有效强健肾脏功能。因为《黄帝内经》就说过："肾气通于耳，肾和则耳能闻五音矣。"所以，一个人肾脏强不强，直接反应在他的耳力上。而那些耳鸣、耳聋等症状也都在表达你身体肾脏功能的不足。对耳朵进行按摩，就相当于在改善肾脏的功能，从而直接改善身体的其他疾病。

当然，按摩耳朵并不是随便捏捏就可以的，总结起来应该有这样几个不同的手法。

扫耳法

每天用双手自然合并，然后从耳朵后面向前方扫动，力度不要过大，也不能太轻，要可以听到"嚓嚓"的声音。这样来回做20次，每日不拘几回。其主要功效就是强健肾脏功能，一定要坚持，只有时间长了才能看到作用。

提拉法

用两只手的食指和拇指，对捏耳朵边廓、耳垂等外边缘部，从里向外拉，从下向上提，从上往下捅。做提拉的时候，要注意力量，以不要拉疼耳朵为宜，每天做1次，每次保持3分钟以上。这样可以有效地缓解和治疗肾虚引起的头昏、耳鸣、神经衰弱等症。

搓弹法

双手分别捏住两耳的耳垂部，轻轻揪拉耳垂，同时用手指捻动，摩擦耳垂，直到耳朵发红、发热。这样每天进行1~2次，每次至少20下。搓弹法可以治疗肾脏不足引起的腰部酸疼，并促进血液循环。

按压法

将手指放在耳道口边的下陷处，轻轻按压20下，感觉到这个部位有热感，微微发烫时放开，然后按压与下陷处相对应的上边部位，如果不好按压，可采取摩擦式的手法，边按边摩擦，也做20下即可。这样能改善肾脏虚弱引起的尿频、心慌、腰腿疼的症状，同时还能增强听力。

击鼓法

以双手掌心，分别覆盖在耳朵的听孔上，用力盖严，然后用食指、中指、无名指有节奏地敲击手指所在头骨部位，这时耳朵里传出"咚咚"的声音。每天可击打1~2次，每次保持3分钟左右。这对中老年肾虚出现的耳鸣、失眠、神经衰弱等症有很好的改善作用。

按摩法

将双手对搓，至掌心发热，然后从贴于双耳的后部，慢慢按压下去，向前方按折后进行耳背按摩，反复按摩10次，再松开双耳，将手掌放在耳朵前面，继续按摩10次即可。这个方法能有效疏通人体经络，对肾脏的功能有很好的促进作用，同时可强健全身脏器。

肾虚大不同，肾阳虚要按合谷、鱼际和足三里固本清源

"肾虚"一词，对于人体只是一个笼统的术语，因为中医认为，肾脏不足需分症辨治。如果肾虚患者感觉到腰背冷痛、手脚冰凉、宫寒难孕、阳痿早泄等症状时，这就应该划入肾阳虚的范围之内。虽然同样是肾虚，肾阳虚与肾阴虚就是完全不同的两个病状了。因此，治疗手法当以滋阳补煦、提升身体元气为主。而可以起到这一作用的方法，除了药

物那就是我们身体上的穴位了。

陈阿姨是两个月前找我调理身体的病人，她自己说平时没什么特别的地方，就是容易累，而且腰酸。本来以为自己是更年期综合征，但她算是个有心人，与自己同龄的阿姨对比之后发现，自己并没有心烦、出汗等明显的更年期症状。她说："我琢磨着肯定是身体有些虚了，所以过来调理一下，这样有病治病，没病也能健身，不是吗？"这倒是不错的心态，也难怪她已经50多年了，却一点儿也没有表现出同龄人那样的不安情绪来。我一边与陈阿姨聊着天，一边给她号脉诊病。

我发现陈阿姨脉象沉而无力，这应该是心阳不得温煦的症状。我问陈阿姨："平时怕不怕冷？有起夜的习惯吗？"阿姨想了想说："还真是这样，之前感觉自己是个挺皮实的人，可自从退休后发现越来越虚弱，特别是手脚，经常凉凉的。晚上起夜倒是最近才出现，从前都是一觉到天亮呢。"这也就是说，陈阿姨随着年纪的增长，身体变虚，从而累及肾阳不顾，出现了肾阳虚的症状。不过，对中老年人来说，这并不是什么大事，人的肾脏在年龄增大的同时都会慢慢衰退，因而必不可少地出现阳虚或者阴虚等问题。所以，我告诉陈阿姨："没什么大问题，如果你想吃药我就给你开一副调理下，如果不想吃药，我可以告诉你个方法，自己回家按摩，慢慢就好起来了。"陈阿姨一听，立刻就说："那我还是按摩吧，药实在不怎么好吃。"于是，我教给她每天按摩足三里、鱼际穴以及合谷穴的方法，让她过一段时间再来检查。陈阿姨回家之后自己按摩了两个月，又来找我，说："我感觉自己身体比之前好多了，你帮我看看是不是按摩起到功效了？"我再号脉之后发现，其脉象已经明显有力，加之阿姨的一些症状也在减轻，那自然也就是按摩起到作用了。

这3个穴位，两个在手上，一个在小腿上，因此都比较好操作，但对于补充肾阳、调理肾脏功能还是很有帮助的。合谷穴也就是我们常说的虎口，它属手阳明大肠经，经常对它进行按摩，可以提高身体的卫阳能力。按摩手法也极其简单，只需用一只手的大拇指与食指对捏另一只手的虎口处即可，边捏边揉动，每天1~2次，每次保持3分钟以上。如果症状严重的，则可以取艾灸来灸治，艾条的距离距合谷穴2厘米左右，固定熏灸10分钟。一般情况下，自己按摩效果就很理想，特别是春天和夏天，不至于阳气升发太过，而引起体质上火。

鱼际穴也就是手掌大拇指根部白际肉部分了，它是手太阳肺经的穴位，其提阳温煦能力极强。这是因为鱼际穴可将肺经体表经水导入体内，然后排泄肺经之气，因此最能助阳气升发。对鱼际穴进按摩时，可采用拇指按压的方法，也可采用搓推手法，沿着鱼际穴进行从下向下的搓推。1天2次，1次3分钟。

足三里我们也都知道了，在小腿膝盖下方3寸的地方，对它进行按摩就是疏通身体气血，从而让血液循环增加，新陈代谢增强。3个穴位联合运用，就是促发阳气、血液加快循环的过程，从而振奋肾阳。一般在按摩这3个穴位的同时，日常大家可以吃一点儿辛辣的食物，这样更利于宣散消耗水液，滋补肾阳。

肾阴虚，太溪和关元来平衡

肾阴虚与肾阳虚有所不同，这是因为当肾阴不足时，人更多地表现为口干、心烦、多汗，而且两便不利，有的人经常会有头晕耳鸣的症状。可以这样认知肾阴与肾阳的不同，它们之间症状几乎相反，所以当遇到肾阴虚时，千万不能与肾阳虚相混淆，否则病症就要越治越严重了。

前不久就遇到过这样一个病人，是位只有37岁的女性病人，平时睡眠不怎么好，而且老做梦。这样到了早上，就感觉精神状态不佳，于是心烦、头晕。开始她只以为是睡不好觉累的，所以就吃助睡眠的药物，可不但没什么作用，反而还出现了尿频的症状。结果她的同事说："你这是肾虚，前段时间我亲戚就有这种问题，老是要小便，所以开了药来吃，现在已经好了。我把药方给你，你自己调一下就行。"她也没多想，按着人家的方子就吃了一个疗程的药，突然感觉更加不好，不但身体不适，而且连月经量也变少了，吓得她连忙到医院里来就诊。

我在给她号脉之后，告诉病人："你这是肾阴虚，可你吃的那些药都是治疗肾阳虚的，你这不是越治越严重了吗？"病人听了吓一跳，说："医生，那我现在怎么办呢？身体会不会受影响啊？"根据病人的情况，我认为应该用药物加以调理吃错药之后带来的后果，于是我开了副滋阴补益的药给她，并告诉她："吃药的同时，也可以加以穴位按摩，就按太溪穴与关元穴。"病人按我说的回去边吃药边按摩，到了第二个月经量开始回复到之前的样子，小便的问题也没有了。她又来复诊，问我："医生，这样是不是不好了？"我只能告诉她，肾阴虚是一个滋养调理的过程，要有些耐心，但不一定非要吃药，平时自己按摩那两个穴位就可以。

确实，肾阴是滋养人体脏腑的必须，中医称其为元阴，与身体元阳的重样性没有区别，我们讲人体需要阴阳平衡，便是指元阴与元阳的平衡。只有人体阳气与阴液相平衡，身体才会强健宁静。如果肾阴不足，就会内热产生，而阴不抗阳，便出现口干、烦躁、颧红潮热等症状。进行穴位按摩则是制约身体亢盛阳气的重要手段，只是要坚持长期进行才能见效。

太溪穴在我们小腿内踝尖和足跟上的大筋中间，其意思就是肾经水液在此集结，形成水溪。因此，它专门掌握肾脏之水湿，最能清热生气。按摩它就是为肾脏减少元阳亢奋，从而平衡阴阳。对太溪穴按摩，要保持的时间长一些，特别是春秋的季节，肾阴虚的人更容易燥热伤阴，所以多按摩长一点儿时间，才能起到更好的作用。手法上只要用力按揉即可，在按之前，可用温水泡脚，然后手指按在穴位慢慢加重力气就好，每天可早晚各1次，能让身体元阴更快滋生。特别是晚上，在9—11点的时候，按摩太溪穴效果可以加倍。但要记住，对于肾阴虚的人来说，太溪穴不宜艾灸，手或者按摩器刺激才是最好的。

关元穴在这里是一个辅助的作用，因为它阳气比较足，之所以要对它进行按摩，就是为了平衡身体阴阳，如果一次性元阴过多，也会造成身体的不适。只是在按摩关元穴时，可每晚进行1次，每次顺时针、逆时针各20次即可。时间上一定要比太溪穴少。这样阳气生发有度，才能帮助阴气宣发，所谓阴阳相生，就是这个道理。

便秘人人有，推拿脾经就管用

便秘，是小到婴儿，老到耄耋，人人都可能出现的身体不适症状。一般情况下，正常人的大便可一天1~2次，而如果一周内大便次数少于3次，甚至几天才大便1次，那就被称为便秘了。便秘的危害，不说我们也都清楚，它会堆积毒素，会影响身体正常代谢，等等。只有正常的大便才是有利于身体健康的基础。不过，想要促进大便，我们绝对不能依赖于药物，这会减弱肠神经系统的自主功能，以及对身体其他方面的伤害。如果自己认清便秘症型，从推拿脾经进行治疗，倒是不错的方法。不但效果好，而且对身体还有帮助，真正的一举两得。

所谓认清便秘症型，这是因为不同的体质，有着不同的病灶，而便秘也因不同病灶而成立。通常情况下，便秘可分为热秘、气虚秘、阴虚秘、阳虚秘。也就是说，身体过热、气虚等问题都会引起便秘。而脾经从来就是身体气血的生发之脏器，如果认清了身体的病症，能对脾经进行相应的刺激，那就可以让大便保持正常。

通常情况下，热秘与阴虚秘是相似类型的病症。它们表现为大便干硬，排出困难，而且还会有腹部冷痛、精神不足的问题。号脉时多呈滑数与细弱之象，指纹发紫。这是因为素体热盛，致使肠胃炽热，从而让体内津液耗损，引起大便干涩。遇到这样的问题，推拿脾经时，合适的手法就应该以清为主。清脾经可以为肠胃之燥祛热，清热利湿，消食导滞。手法上可用右手握着左手的大拇指，然后从指腹末端，向拇指下方推动100下，如果症状严重，可以多推一两百下。这样每天进行1次，不用多久，便秘的问题就能解决了。

气虚秘虽然与阳虚秘并不相同，但治疗手法上是相同的。气虚秘和阳虚秘都有的症状是有便意，但排不出，而平时又形瘦无力，喜温恶寒，腹冷喜按。脉象比较虚弱，沉迟，指纹多为淡红色。之所以有这种表现，就是身体阳气不足，致使气虚无力，身体虚弱，而且津液寒淡，积于肠胃，从而传导无力，产生便秘。这种情况是不适合清脾经的，而是以补为主。手法上与清脾经也略有不同，就是将一只手的大拇指稍弯曲一下，然后用另一只手的大拇指沿着弯曲的拇指根部朝指尖推，每天一次，推100~300下均可。补脾经可以让气血流畅，调和脾胃功能，从而让气血充足，补益气力。

　　除了推拿脾经治疗脾胃的方法之外，还可以推按三阴交穴。这个穴位也是脾经上的重要穴位，能对增强脾胃的能力更加有利。一般中老年人习惯性的便秘都可以用按摩三阴交的手法来治疗。手法上也比较好用，就是直接按揉左右两侧的三阴交穴，每次坚持10分钟，三阴交穴感觉到酸胀时即可。同时，当年龄过了40岁之后，人的气血就会出现不足，此时如果能经常按摩脾经上的三阴交穴，就能很好地防治便秘了。

第八章 女性自己医治必经的病症

人生是一个渐变的过程，从出生到衰老，谁也没办法更改。特别是女性，当面对着内分泌功能的减退，性腺功能的变化时，她们总是从身体到心理都会经历异常的波动。

出汗还心烦，太溪、太冲还你好心态

人生是一个渐变的过程，从出生到衰老，谁也没办法更改。特别是女性，当面对着内分泌功能的减退，性腺功能的变化时，她们总是从身体到心理都会经历异常的波动。但是生理方面的变化我们不可抗拒，情绪上的不稳却能相对调和。当面对着出汗、心烦、无力、暴躁时，女性朋友不妨从自己的穴位上用点儿心，只需长按摩便可拥有一个好心情。

许女士49岁，她去年的时候开始有头痛、烘热、烦躁的症状，而且越来越难以控制自己的情绪。不但这样，她月经量一次比一次少，一次比一次延后。为此，她专门来看中医调理。我在为她号脉之后，发现她脉象细数，观看她的舌苔，又苔薄而黄，舌质淡红，这是阴虚的症状。再结合她的种种不适，我可以断定，这是更年期了。所以我告诉她："这是人生必经的过程，月经会慢慢由少变无，而你的情绪等方面却会心绪一段时间，要学会自我调理才行。"她非常惊讶，说："怎么这样早呢？我以为更年期应该是55岁之后的事，我今年还不到50岁呢。"

其实，更年期并没有一定的年龄界线，一般女性过了45岁，其性别特征就已经开始在走下坡路了，《黄帝内经》就说："女子六七三阳脉衰于上，面皆焦，发始白，七七任脉虚，太冲脉衰少，天癸竭，地道不通，故形坏而无子也。"也就是说女性过了40岁已经开始起皱纹，长白头发，到了50岁便会绝经、完全没有办法生育了。如今虽然生活条件变好，孕育年龄也有所推延，但女性的更年期还是会有早出现的案例。许女士听完我的讲解，也只好接受现实，便问我："那我有什么办法改善一下自己的情绪吗？毕竟我还在工作，这样会影响工作的。"这应该是很多女性都亟待解决的问题，我就教给她按摩的方法，说："平时自己多按摩太溪穴和太冲穴，不要着急看结果，你现在症状并不严重，完全能自我控制。"许女士按我的方法，每天按摩那两个穴位，半年之后还打电话给我，说自己感觉情绪平和多了，主要是工作方面可以正常进行了。

我一直主张，女性不要在有病时再求医，如果能无病常按摩，那病就不会来。哪怕是更年期这样不可逆的现实，如果能提前为自己按摩太溪穴和太冲穴，那么也可以推迟它到来的时间，有效平和自己因更年期而带来的不适心理情绪。这是因为女子更年期之所以烦躁不安、身体不适，都来自于肝阴虚的影响。我们说人过四十，阴气自半，而女性是以阴为养的，只有阴气旺盛时，才会有月经、白带，才会有怀孕、生产等能力。阴气减少了，自然颠覆身心，阴阳难和。而按摩太溪穴与太冲穴，则是调节身体阴阳的关键。太溪穴主人体之水液，其湿属阴，也就是说人体阴气可以通过它来加以滋养。太冲穴是专门用来消火的，当肝肾阴虚时，其火必旺，会导致身体津液枯竭，对太冲穴进行按摩之后，便相当于消火解渴，从而疏肝抑气。常按这两个穴位，女性体内肝阴虚弱带来的不适就可以减轻，而阴阳也更调和。

太溪穴在我们腿内踝的后方，取穴时可以端坐，然后肌肉相对放松。此时用手指放于内踝后跟骨上，均力按压，当遇到酸胀甚至是疼痛的下陷点时，就是太溪穴。按摩这个穴位时建议用按摩棒点按，力度适中，一定要可以感觉到酸胀感。每天按摩1~2次即可，每次不少于3分钟。

太冲穴位于我们脚部大趾与二趾分开处的下方，取穴用坐姿最理想。将手指放于两趾的中缝，从上向下移压，当手指在缝隙中感觉到脉搏跳动时，便是太冲穴了。然后用大拇指放在穴位上，轻轻加力，向着上方推动，这样反复进行，每天1~2次，每次保持3分钟以上时间就好。

女人那点儿事，别忘神阙穴这丸药

"性"这个话题，它绝不仅仅是男人的事情，尤其现在生活压力越来越大，女性也会开始对此无能为力。比如内分泌失调、身体疲劳、性冷淡、腰膝酸软等症，都直接让女人在性生活面前有心无力。可是，遇到这种事，女人似乎比男人更隐晦，不敢提更不想就医，久而久之夫妻之间便出现了嫌隙。其实，女人如果能稍微懂些穴位的功能学，这点儿事就很容易解决。

朋友大李的老婆是某高企的执行主管，工作能力没的说，真正的女强人风范。可是在外面风风火火的老婆，一回家就不同了，不但坐在哪里都不想动，在夫妻生活上也是一直没多少兴趣。这种苦恼就只有大李自己清楚了，所以他经常说这样一句话："男女分工不同，到什么时候也不能变啊。"有一次我们两个一起吃饭，餐厅的经理与我认识，在上菜的时候问了我一点儿穴位按摩的问题。他走之后，大李便问我："穴位按摩真的这么管用吗？我老感觉不怎么靠谱呢？"我笑他："你们家是西式家庭，当然不明白我们传统医学的奥妙。"大李听完立刻叹口气："要真西式也就好了，就怕外面看着很西化，其实内心特别传统，有点儿事怎么都扯不清。"我就很纳闷，说："你怎么会有这样的感触呢？"大李憋了好几分钟，才说："你是医生我也不怕和你说，我老婆在那方面总不积极，你说是不是有病？"

这种事我其实偶尔也会遇到，但女性自己来医治的还真少之又少。在我了解了大李的苦恼之后，便对他说："这事怪你不好，她作为女人不好意思，你和我有什么不好意思的？这根本就不是什么大问题，早说早解决了。"大李一听立刻就来了精神："这么说很好治疗的？"我点点头，说："虽然我不知道你老婆现在的情形，但根据你的描述我认为可以给她穴位艾灸，你回去试试效果吧。"吃完饭之后，大李直接与我去取了艾条，我详细地告诉他灸治的方法。大李回家之后，以帮老婆缓解压力为名，每天给她进神阙穴的艾灸，灸了七天然后停两天，再继续灸。这样过了一段时间，大李便兴奋地给我汇报效果了："绝对的有效，人的精力就不同之前，简直太不可思议了。"

神阙穴其实就是我们俗语所说的肚脐眼。这里是人体经络的总枢，汇集着身体的经气百脉，不管是气血、阴阳，还是内分泌的问题，都可以通过刺激它来改善。中医更是一直将神阙穴当成一味大药，用来扶正祛病，益寿延年。因此，民间总有冬至灸神阙穴的风俗，就是为了提高人体免疫力。

神阙穴的功能除了温经通络之外，还有培元固本的作用，《扁鹊心书》记载："夫人之真元，乃一身之主宰，真气壮则人强，真气虚则人病，真气脱则人死，保命之法，艾灸第一。"此处"夫人"即为女性，所以神阙穴对女性宫寒、闭经、带下、内分泌失调、性冷淡以及更年期提前、卵巢囊肿等妇科疾病，都能有效进行调理。而艾灸神阙穴就是最好的方法，在打通女性血液循环的同时，强肾健脾的过程；从而让女人回归正常的生理需求。

艾灸的手法很简单，一般采用直接灸的方法，即将艾条放在距离神阙穴1厘米左右的上方施灸，每次灸15~20分钟即可。每天1次，连灸7天，停两天再继续灸。如果没有特别病症，则可每年不定时自我保健灸治几次。还有一个方法叫隔姜灸，这对有痛经、体寒的女性最合适。取1片姜片，在上面穿几个孔，然后盖在肚脐眼上，将艾炷放在姜片上进行啄灸。这种方法每月不可超过10次，每次15分钟即可。

心情压抑胸发闷，指压天柱穴能解决

都说女人是感性的动物，所以很多时候女人比男人的情绪更多一些。可是女人又善于收集，遇到什么事都喜欢装在心里。这样时间长了，不但心里压抑，而且还会造成身体的疲劳，这大概就是女人总喜欢叹气的原因。不过，相比于叹气，指压天柱穴更能调理心情压抑、胸闷、疲乏等症状。这是真正不花钱、又治病的好方法，聪明的女人不妨学着用用。

刘慧玲才27岁，可是却总感觉心情反复，而且一直觉得心里紧紧的，胸闷透不出气来。她来看诊的时候是上午，我看她的样子没什么事，便说："平时都这样子吗？是不是心理暗示作用太强了？"刘慧玲说："每天上午感觉没什么事，可是到了下午便会开始慢慢烦躁起来，我感觉自己就像是双面人一样，有时烦闷起来连自己也不认识。为此还去看了心理医生，也说没什么问题，因为我长这么大，真没遇到什么大的事情，怎么会变成现在的样子呢？"我再慢慢了解刘慧玲的一些工作情况，原来她是公司的录入人员，每天面对着大量的数据，要高度集中精力地输入。应该说这种工作性质造成了刘慧玲精神紧张、不能自我排遣的现实，从而压抑、胸闷，又找不到突破口，时间长了，问题也就出来了。

找到了原因之后，我告诉刘慧玲："每天工作的时候，不管多忙，午后指压天柱穴5分钟，然后可以在下午三四点的时候再指压一次，每天坚持，过一段时间看看能不能改善。"刘慧玲觉得这个方法过于简单，便说："没有其他的了吗？这一个穴位按摩我觉得太单一了。"其实我知道，她的潜台词就是自己这么重的毛病怎么可能只靠一个穴位调好呢。但对我来说，刘慧玲的问题是现代工作人群都会面对的问题，只是有的人忍受力强一些，有的人不那么能承受而已，我只告诉她要有信心。刘慧玲在对天柱穴指压了20天后，忽然来找我，说："医生，我现在感觉好多了，主要是下午的压抑感没那么强了，人感觉轻松好多。"这就是指压天柱穴的效果，如果继续指压，人还会变得心胸开阔，疲劳度降低。

天柱穴，在我们脖颈上方发际线处，以大椎骨为中线，左右旁移各2厘米处便是两个天柱穴。《穴名释义》中说："人体以头为天，颈项犹擎天之柱，穴在项部方肌起始部，天柱骨之两旁，故名天柱。"所以天柱穴是我们人体的支撑穴位，我们能不能支撑压力与强度，都取决于它。对天柱穴进行按摩可以治疗颈椎的不适，缓解头部疼痛，更能提神醒脑，对抗忧郁症。

指压天柱穴的手法，可以根据自己的问题做相应的调整，不过都不复杂。比如感觉身体疲劳、颈肩酸痛、心闷气短，这时就可以将自己的一只手抬起，然后将食指、中指、无名指并拢，压于穴位上，一边轻轻用力下按，一边慢慢的吐气，在按的过程中可以揉动手指。这样持续5秒钟，再慢慢抬起手指，然后如开始时继续慢慢下压，反复20次。这时可以感觉肩部舒缓，气息自然很多。

如果除了身体疲劳，心情还不好，压抑透不过气来，对天柱穴指压时就可进行改换手法。除了正常的指压手法之外，自己应该放松身体，合并手掌，以手掌侧面对天柱穴进行砍压，力度可以大一些，左右要各进行10次。这种方法应该一天多进行几回，保持3~10次为度比较合适。

月经不调，三阴交、血海才是开关

对于女人来说，最让人无可奈何又必不可少的身体变化就是月经了。女人的一生，发育、怀孕、衰老，无一不与月经相关。而这样重要的一种女性标志，却总爱耍小脾气，不是早来就是迟到，有时甚至还会产生疼痛，真让女人爱恨交加。可女性朋友有所不知，我们的身体上，有督促月经准时又正常的开关，只要对这个开关进行刺激，就能让月经乖乖听话，再不惹人烦恼。

有这样一位女病人，今年24岁，一直月经不调。不过刚来月经那会儿，母亲认为这很正常，月经自己会慢慢变得正常起来，所以就没理会。但到了女孩子20岁时，月经依旧好不起来，而且有时两三个月才来一次，有时又突然提前了，甚至有一个月两次的时候，虽然每次量都不多，但还是吓到了母亲，她急匆匆地带女儿去看医生。后来吃了点儿药，有半年的时间保持得很不错，半年一过又开始周期紊乱起来。这时女孩子已经有了自己的主意，说："烦都烦死了，不管它。"可是，没想到今年最长的一次居然四个月才来，这让母亲吓得不轻，说："这样下去不行，以后会受影响生孩子的。"于是死拉硬拽拖了女孩儿到我这里来看病。

我在给女孩儿进行过检查之后，发现女生气血循环方面实在不好，她的肤色也比同龄女生要暗很多，唇色发青。问她有没有痛经，她说："有时会肚子疼，一般这时会量多一些；有时就不疼，因为一天就没有了。"我让她在自己身上找到血海穴，说："你按一下是什么感受？"女生并没用多少劲，可是自己却一下疼得眉头都皱起来，说："疼死了。"我又让她按自己的三阴交穴，同样也很疼，只不过比血海穴要轻一些。我说："这就是问题的源头，从今天开始，每天对这两个穴位进行按摩，看下次的月经是不是会按时来就知道效果了。"果然，一个月之后，女孩儿月经按时到来，自己高兴地说："还真奇怪，我之前可从来没感觉过这样正常，主要是量上也很正常，不多不少的。"

三阴交穴与血海穴是人体血液循环的促进穴位，它们就如同月经的一个开关，经常对它们进行刺激，就如同为自己的月经订下时间一样，它们会促使月经按时到来。它们之所以有这样的功能，是因为两个穴位同为脾经之要穴。而脾脏是主血的脏器，刺激三阴交与血海穴就等同于调理脾脏，脾脏调和时，人体气血才能充足，从而循环有序，月经自然也就规律起来了。

血海穴在脚部内侧、膝盖节骨上方。取穴时可自然端坐，小腿弯曲，然后由辅助者将手掌自然分开，直接放在膝盖上，手指头向上，大拇指末端所触的位置便是血海穴。对这个穴位进行按摩需要用力，以大拇指按压，然后加力揉动，直到穴位产生酸胀感即可。

三阴交穴也在小腿的内侧，从内踝骨向上，以四个手指合并（大拇指除外）横放于内踝骨上方，手掌上方的地方便是三阴交穴。找到穴位后，直接用大拇指按摩，手法可以用按、抹结合的方式。也就是手按下去之后，感觉已经按到底时轻轻向下方抹开，这时可以感觉到穴位有酸痛感就可以了。

按摩三阴交穴与血海穴的时间，一开始时可以直接按到月经到来。如果有一定的时间，而量上总是不理想的话，则可以在月经来的前七天开始按摩，直到月经结束，每天临睡前按摩。每个穴位的按摩时间都要保持在3分钟以上，同时避免在经期食用油腻、寒凉等食物，这样月经作为女人的"老朋友"，也就能很善解人意地按时前来报到了。

月经总是痛，快点按摩水泉穴

有些女人，在迎接"老朋友"时没有任何不适，而有的女人，却每个月这几天都痛得死去活来。痛经就如同带给不同女性的礼物，虽然并不美好，却让人没办法拒绝。传统的人便这样几十年如一日的承受着，而聪明的人则选择了自我调理。这当然不是吃药，因为我们身上有比药还灵的缓解痛经妙方。

佳惠就是一个有痛经的姑娘，每次月经来之前，她都要把重要的事情事先都安排掉，因为月经一来，她便没有办法进行平时正常的生活。特别是月经第一天，她几乎都是在家卧床休息的。为此，同事们亲切地称她为"每月一休"。还好，她在自己父亲的公司，所以没有人要求她怎么样。可就是每个月的疼痛，已经让她没有办法忍下去了。她除了看医生、吃药之外，对小姐妹们推荐的各种偏方也吃了个遍，她自己苦笑着说："我都快成李时珍遍尝百草了。"。只不过人家李时珍尝完百草能治病，可她却什么用也不管，痛经依旧月月来，她也只能再继续不断地寻找新方法。

　　后来她经朋友介绍，挂了我的号来试效果，我为她做了检查之后，发现其脉象细数，而舌苔薄白，舌质还呈黯紫色，这很明显是一个气滞血瘀的症型。治疗虽然有药，可是效果却相对局限，远不如穴位来直接对症，于是我问她："试过穴位按摩的方法治疗吗？"她说："没有，每次月经来的时候都要疼死了，哪还有心思按摩啊。"我听了笑起来，说："这按摩与你美容的按摩可不同，你不试怎么知道会是什么结果呢？下次来月经的时候，你就按水泉穴，顺时针按10分钟，你就知道管不管用了。"说着，我把水泉穴的位置以及手法一一教给她。佳惠并没有多少喜悦，几乎是带着失望走了。只是一个月后，又高兴地来了，说："医生，真的管用，我居然第一次在这一天没有请假，连小伙伴都震惊了。"我也被她的话逗笑了，便说："管用就好，你来还有什么事呢？"她不好意思地笑起来，说："我就是想问问，我家里那些自己买的药还要不要吃啊。"我只能告诉她："吃药最好是让医生辨证，自己凭感觉吃再多的药，效果也不一定有效，所以不用吃了。"

　　这里要提醒大家，很多人喜欢自己按着说明书来用药，认为很方便，但有些病，仅凭症状是不能完全诊断的，如果吃的药不对症，那么反而耽误病情。比如说痛经，虽然都是月经到来引起疼痛，但症结却不相同，它就被分成气滞血瘀、寒凝胞中，甚至是湿热下注等。所以吃药一定要医生对症开方。倒是这个穴位按摩的方法，不但没有副作用，而且经济实惠，有什么问题，从穴位上来解决，岂不是皆大欢喜？

　　水泉穴是肾经的一个重要穴位，从它的名字就可以听得出来，充满了湿润之气息。事实上，它就是身体的消防员，对止痛、活血、疏通经络等起到了极大的作用。因为与水液代谢相关，所以中医称其为"利水大药"，女性月经不调、痛经、经期腹胀，男性前列腺炎、膀胱炎都可以取水泉穴来治疗和缓解。而且，因为它是肾经的穴位，所以对视力也有很好的作用，比如目视不明、眼累干涩，按摩水泉穴，就可以很好地调理，并预防近视。

水泉穴位于脚部内踝后下方，在跟骨结节的内侧下陷点。如果大家认识太溪穴，那么向下1寸的地方就是水泉穴了，很好找。按摩可以采取顺时针方式，用力按揉5~10分钟，可以每天按摩，从而调理月经规律。如果只是治疗痛经，则可以在月经来的时候进行按摩，几乎可以达到手到痛消的效果。另外，如果月经总不来，也可以按摩水泉穴，此时要配合交信穴，两个穴位一起按摩，迟到的月经很快便如期而至了。

乳房有肿块，太冲穴不可不按

乳房是女性重要的性别器官，却也是多事之器官，时不时会有乳腺增生、囊肿等问题跑来搅扰人的心情。如果不加以注意，甚至还会引发乳腺癌的危险。不过，好在乳房的肿块问题中，大都是小毛病，如果平时能加以穴位按摩，那就能很好地预防并治疗，也不至于让人过分担心。

有一次我随着医院去参加社区的义诊活动，当时一位30多岁的年轻妈妈问我："医生，我在经期的时候，总是会感觉乳房胀痛，前些日子去做了检查，说是有点儿增生，可以用热水敷一下，这样真的可以吗？"因为她并没有带自己的检查报告，我也不知道她病情的详细情况，只是听她说经前有些疼，但经期过了就没感觉了。这应该是轻度的增生问题，便告诉她："如果医生说没必要用药的话，倒可以用热敷的方法，只是要注意，热敷无效时，要及时就诊，以免耽误了。"

这话说了没多长时间，那位年轻妈妈竟真的来我这里看病了，说："一开始还行，经期过去之后，就不会感觉痛了，可是这个月却不知怎么了，一直有痛感，我用手一摸才发现，里面肿块竟大了些。"我安排她做了检查，发现并没有其他问题，就是普通的乳腺增生。便和病人说："你希望用什么方法来治疗呢？药物可能会快一些，但肯定会有副作用；按摩方法很好，不过要慢慢来才能消除肿块。"病人显然在用过热敷的方法之后，不怎么相信按摩，就问："按摩管用吗？我只怕增生越来越严重，这就真把病情耽误了呀。"我笑起来："虽然按摩不是所有的病都能治，但能治的效果都还不错，我建议你试一下，一周的时间应该就有分晓了，真要论耽误病情大概可以忽略不计了。"病人犹豫再三，最终同意我的意见，说："那就按摩吧，麻烦吗？"我告诉她一点儿都不麻烦，只要一个穴位就可以，每天两次，但一定要坚持，哪怕疼痛感很重。于是，病人按着我的方法回去按摩，一周之后高兴地回来复诊，说："现在已经不疼了，而且肿块也小了很多。"

我让病人按摩的穴位就是太冲穴，它是肝经上的重要穴位之一，通常肝脏气血不足时，都要通过按摩这个穴位来调和。太冲穴之于人体，最大的功用在于燥湿生风，也就是说肝经的水湿之风气，皆从这里上行，传达给身体各部，为其散发热燥。而乳腺增生，中医认为多是肝郁气滞所起，此时冲任失调，造成身体气血的瘀滞。所以按摩太冲穴便可以调养肝血气机，加速气血运行，从而让内分泌以及湿热调和。

太冲穴位于脚背之上，自己寻找起来很方便，而按摩手法也很简单，通常使用的按揉法即可。一般情况下，如果是轻度的增生时，按两次就能让疼痛消失；1~2周的时间里则可以感受到肿块消除。但遇到严重的增生时就要有耐心了，慢慢按，用心揉，也一定会给你带来惊喜的效果。同时，有肝脏问题、血液循环不畅的人群也不妨多按按太冲穴，都有一定的好处。

女人肾虚没精神，亲自动手来滋补

肾虚绝对不仅仅是男人的专利，如今女性工作压力大，家里家外又都要照应，自然身体虚耗要格外多些。所以有调查显示，越是白领女性，肾虚的人数越多。这都是因为肾为人体的精髓所在，过于疲劳和耗用，都会引起肾精不足，从而肾脏亏虚。

女性在遇到肾虚的问题时，是不是也应该像男人一样在食物上多花心思呢？其实真未必这样，毕竟女人除了要身体健康，还要保持身材苗条。过多的食物补养势必会带来过剩的热量，从而造成身体上的增重，如此再花力气减肥就更得不偿失了。所以，女人肾虚，完全可以用双手对身体进行滋补，一样让问题都能解决。

在我们的小腿内侧，有一个穴叫复溜穴，它位于脚部跟腱的前方，太溪穴向上2寸。在取穴时可以采用仰卧的姿势，然后将一只脚搭于自己另一曲起的腿上，腿部内侧朝向脸部。这时食指和中指并拢，横放在脚踝内侧的正中间，手指上方便是复溜穴。

复溜穴是肾经上的重要穴位，其意在于肾经水湿在此吸热，从而有力蒸发上行。也就是说肾脏所传输的气血物质，都由它的功能进行分布。而身体因为吸收了复溜穴传达而来的热气之后，让肾经阳气更加茂盛，从而让身体各脏器及肾脏本身更有活力。一般对复溜穴进行按摩，可一天多次，不限时间段，一有机会，便可用手指按压揉动。当感觉到穴位有酸胀感时，是最好的起效表现。另外，复溜穴也可以进行艾灸，隔天灸一次即可，每次温灸10分钟左右，效果就非常理想。也正是因为复溜穴强大的功效，所以中医认为，复溜穴堪称"人体身带的六味地黄丸"。

除了按摩穴位之外，还可以在耳朵上寻找反射点进行按摩。方法很简单，每天早上起床之后，端坐在床上，然后放松身体，放慢呼吸。这时用左右手分别捏住自己耳朵最上边沿的位置，向上向外方向提拉。反复30次，力气不要太大，适度加力，不感觉疼痛就好。提拉完之后，用食指和拇指捏住耳朵边廓，由上而下按揉，也要反复30次。等到耳郭感觉到发热时，便再将手指捏于耳垂部位，和之前的方法一样，反正揉按30次。这时整个耳朵感觉到热热的，就可以了。

另外，对于肾虚的人来说，腰部是不可错过的按揉部位。这是因为它直接作用于肾脏，对这里进行按摩就相当于直接为肾脏疏解压力，运送气血，所以强肾的效果很不错。在为腰部进行按摩的时候，两手要握成空拳，然后用拇指部分朝向腰部凹陷处。这里有一个穴位，被称为腰眼穴。如果自己寻找的话，可以从腰侧第四腰椎向下2寸的地方按压，下陷点即是。这时将空拳按于腰眼穴上，慢慢增加手的顶压力度，边顶压边轻轻转动拳头，待到腰眼穴有了酸胀感时，便可以停止了。拳头在穴位上稍停一会儿，再提起来，重新下压旋按。这个动作，每天可以做10分钟，每天1~2次。腰眼穴最能补肾益阳，时间久了，肾虚的问题自然就解决了。

年龄渐增容颜老，敲打丝竹空保青春

鱼尾纹，是每个女人都不喜欢的名词，它轻易就泄露了女性最高级的年龄"机密"，可是又没有人能控制它的滋长。面对这个问题，我们应该怎么办呢？说起来，很多女性朋友肯定都不敢相信，只要自己动手敲打敲打丝竹空穴，年轻就不再是梦了。

我的女性朋友中，经常会有人问我延迟衰老的方法。我当然知道女人最怕的就是长皱纹，所以我告诉她们，平时多多敲打丝竹空穴。开始时，她们还对这个方法没有信心。其中有两个朋友坚持着敲丝竹空穴，后来惊喜地发现，自己脸上的皱纹不但没有增长，反而比之前少了些。这让她们兴奋地到处炫耀，说："这可比我们买的几百元一盒的化妆品管用多了，实在太好用了。"

丝竹空穴可以消除鱼尾纹，这是遵循经络调节脏腑，及系统的功能，以气血流通来养颜的原则。中医认为，按摩人体易长皱纹的穴位，就可以促进皮肤新陈代谢的速度，从而改善皮肤的营养供给。与此同时，还能有效地调节皮脂腺的分泌，不仅可以消除鱼尾纹，更能让皮肤保持弹性，眼角不下垂。

按摩丝竹空穴，取穴时只要直立端坐，然后对着镜子将指放于眉梢下陷处，也就是眉毛末梢的结束处。丝竹，是古代乐器名，八音之一，中医就是取其气血运行犹如声音飘然而至的意思。而空，即空虚，人体的寒湿水气从这里汇入三焦经后冷降归地。对这里进行按摩，就是降浊除湿的最好方法。按揉时稍加用力，有酸胀感为好，能有效淡化鱼尾纹，防止眼睑下垂。

丝竹空穴是三焦经上的末穴，三焦经本来对女性就很重要，因此在按摩丝竹空穴的时候如果可以连同三焦经上的其他穴位一起按摩，效果就会更好，比如四白穴、瞳子髎穴等。单是按摩丝竹空穴主治的问题包括：头痛、目眩、眼睑跳动、目赤痛以及癫痫等。

按摩手法很简单，双手对搓，对搓的时候一边吐气一边搓，然后在搓热之后用中指脂腹按在丝竹空穴上，轻轻按压。按下之后停留3~5秒，然后停止3秒，再按压第二次，这样反复10次左右即可。

除了按压手法，用敲打的手法也很好。当女性洗脸过后，双手半蜷，以掌根轻轻贴在脸部，指腹刚好停留在丝竹空穴，然后像敲击琴键一样，起来下去，快速地敲打。力度不要太大，时间以10分钟为宜。一般来说，每天敲打一次就可以，如果是50岁以下的女性，可以加长敲打的时间，不过力度要轻柔一些。

当然，想要消除鱼尾纹不是一天两天就能实现的，所以，要多用点儿时间，慢慢地你就会发现，自己脸上的鱼尾纹不但少了，而且人也更有精神了。

脸发黄肤色暗，拍打胃经增红润

几乎所有的女性都明白这样一个道理："女人美不美，三分长相，七分颜色"。确实，好气色是衣服、妆容不可替代的打底妆，只有面色红润、肤色干净的脸才能彰显出女人真正的气质。有些女性更是为了改善晦暗的脸色，每天化妆品、补品样样尝试，可到最后却只落得身体发胖，精神还憔悴。这倒有些得不偿失了，因为真想要脸色好，最好的方法就在自己身上，没必要借助外力来支撑。

朋友的女儿，今年30岁，去年因为小产，一直气色不佳，显得比实际年龄要老一些。为此，朋友天天给女儿鸡汤、海参的大补。可是有一天女儿不买她的账了，说："再别给我弄这些营养品吃了，你看我原来只有50千克，现在都65千克了，我快要没脸出门了。"朋友听了心里也委屈，自己和我说："我做这些还不是为了让她把身体养回来吗？自从小产之后，爱感冒发烧，人又出汗虚弱，你说这样下去怎么工作、怎么生活呀？"我就安慰朋友："孩子有孩子的生活，就让她自己看着办吧，确实长得太胖了也不好看。"朋友一听又不高兴了，说："胖点儿算什么呢，好歹胖了脸色还好看呢，你看人家女孩子的脸都红扑扑的，就她灰头土脸的，这样时间长了，是会和老公出现问题的呀。"可怜天下父母心，家长为了孩子真是从工作到婚姻，甚至是下一代，没有操不到的心。

我想了想，说："你不就是为了让女儿脸红好看点儿，身体健康点儿吗？我给你出个主意，不麻烦你动手，她自己就都做了。"朋友立刻就问："什么办法这么好用，要真有这样的好方法可就救了我啦。"我告诉朋友，让她女儿每天吃过早饭一小时之后，拍打自己的胃经，从上到下拍一遍，每天坚持，过一段时间就好了。朋友说："这样拍打能减肥我是相信的，可它也没拍到脸呀，气色怎么会变好？"我被她的问题逗笑了，说："这个方法不是为了把脸拍打成红色，而是让气血好，气血好了脸色怎么可能会不好呢？"朋友便带着我教的方法回家让女儿拍打胃经。女孩子往往是对治病没多少热情，可一听能减肥就会特别来劲。所以她女儿天天拍打胃经，过了大约两个月，朋友和我聊天，突然说到女儿，立刻声音高了一度，说："你不知道，我女儿现在不但人瘦了一些，脸色也真是一天比一天好，她自己都说有时看着镜子心里要笑出来了。"

　　女性朋友应该都有这种感受，当脸上皮肤变得不好时，还容易在唇边起痘，而且是那种又红又难消的大痘，与此同时更会精神不佳，口唇干燥。这些其实都是因为胃经气血亏虚所致。《黄帝内经》中说过，脾胃开窍于口，绕于头面，当脾胃不好时，人的消化系统不足，从而火气在唇部、脸上显现最直接。再就是消化不好，毒素堆积，造成气血的瘀堵，那脸色就要变得更加灰暗、发黄、没生气了。

　　拍打胃经的作用就是让脾胃功能增强，从而增强人体的消化系统，同时保持气血充盈顺畅。不过胃经的穴位很多，拍打的时候要有一定的耐心。通常的敲法是沿着锁骨开始，顺两乳向下至腹部，然后分行于两条腿，一直拍打到脚踝部位。拍打的时候，遇到痛点，要及时揉开，让疼痛消除，这样作用会更好。

　　一般情况下，胃经于早上7—9点当令，这时胃经虽然最为活跃，但不是拍打胃经的好时机。在这个时间，为胃脏补充食物，是最理想的做法，如果你说怕长胖而不吃早饭，那胃经也就白拍打了。吃过早饭一小时，当胃内食物进行消化吸收的时候，再开始拍打，这就相当于让胃经的消化能力又增强了。如此坚持1个月，你就可以看到脸上明显的气色改变，而且除了好脸色，体重会有相应的减轻，连时光都有所减龄了呢。

秀发开始枯萎，太溪、涌泉两穴齐动大改观

老话说："头发是人的顺心草"，意思就是头发好不好，全看心情是不是良好。这个方法并不是很科学，因为中医认为肾主毛发，发为血之余。只有肾脏好，气血充足，人的头发才会又黑又亮，而不是心情好头发就会好。有些人因为脱头发、分叉、干黄等问题，一味求助于现代科技，进行种发、染发。其实这更多的就像掩耳盗铃，与其做这种表面功夫，远不如自己对肾脏进行安抚来得实际有用。

小管是我多年前带过的一个学生，她实习结束之后，我们都各自忙自己的工作，一直没见过面。可是今年年初的时候，她突然来医院找我，说："老师，我现在真的是遇到大问题了，最后想来想去还是求教你更安心一些。"看她一脸的严肃，我还以为什么大事，就说："什么事，你就说吧，能帮的我肯定会帮你。"小管这才指着自己的头发说："你看我这头发，是不是比之前少了好多？"我记得小管实习的时候是黑头发，而且挺长的，现在是棕黄色，也烫过了。但现在年轻人流行染发，这也没什么不好。我就说："没看出怎么少呀，脱头发啦？"她长长地叹口气，说："不仅脱，而且脱的很严重，我本来是不想烫头发的，但老担心头发盖不过头皮来，这才烫了一下。可没想到头发脱的更厉害了，每天一梳就要掉一大把，看的我心都疼了，现在怎么办呢？"

小管的问题，相信很多女生甚至是男人都遇到过，特别是更换季节的时候，头发要脱的格外多一点儿。当然，有些是正常的脱发，比如一

天不超过100根，那都在允许的范围之内，可如果每次都脱很多，又不分季节一年四季的脱，这就不正常了。所以我问小管："平时睡眠怎么样？"她说感觉不够睡，但睡不好，还老做梦。"压力应该有些大吧？"我再问。小管点头，说："去年评职称没评上，我今年就得格外努力点儿，要不又白忙了。为此，我急得牙齿都感觉松动了。"我笑起来，说："不要瞎讲，这不是急不急的事，平时把压力源转化一下，再就是相应地补补肾，可以多按摩太溪穴和涌泉穴，过一段时间就好了。"小管眨着大眼睛想了半天，才说："是说我肾虚了吗？"这并不是严格意义上的肾虚，但因为压力大，造成心肾不安，从而产生肾气难固的虚弱，我一一解释给小管听，她最终信服地回去给自己做按摩了。过了一段时间向我汇报说："头发感觉好多了，主要是不那样大量脱发了。"前些日子又给我打电话报告："头发已经基本不脱了，而且发质也比之前的好多了。"

一般来说，一个人肾气不固就代表着这个人肾气亏虚，肾脏封藏、固摄能力变弱。而脱发在中医看来就是肾气不足的表现，因此才会毛发欲脱、牙齿动摇。太溪穴与涌泉穴都是肾经上的大穴位，对肾气的补充有非常大的功效，经常按摩可以让肾精充盛、肾气强大。特别是太溪穴，其直接与肾气沟通，对巩固肾气格外有效。

太溪穴位于脚部内踝后方，在脚跟骨筋腱的下陷处。手指按太溪穴时，往往会有酸麻的感觉，仔细回味还有一种麻麻的酥痒朝着脚心前进。而涌泉穴就不必说了，正脚底心即是。当我们感觉自己头发出现干枯、脱发乃至不黑亮等问题时，都可以每天按摩这两个穴位，时间久了就能有所改善。

不过，对两个穴位的按摩手法要有区别。太溪穴更适宜用拇指按压，因为它处于下陷处，按得越用力，才刺激得越有效。每天只需在晚上进行左右两侧的按揉即可，每个穴位至少按揉3分钟。而涌泉穴不拘时，晚上洗好脚，一边看电视一边自己用手掌来搓脚心。这个方法既简单又方便，自然而然地就把肾养了。但是，在按摩涌泉穴的时候要注意观察，如果涌泉穴下按弹力不足时，就要减少用力刺激，否则只会让肾气更加减弱，反而无益于肾脏了。

要想气血好，按摩血海、足三里养肝

气血，人人都知道它的重要性，不管男女老幼，气血直接表现为好的身体素质以及强壮的抵抗能力。而女人则更加倚重气血，只有气血好，才能有正常的经事、顺利的孕育以及美好的容颜。因此，中医说："女子以养血为本。"只是，很大一部分人不知道，女性养气血的根源，应该是养肝。肝主血液，肝脏不好，一切的气血都是无源之水。

小赵就是不理解这个道理的姑娘，她认为养气血只要吃得好就行，所以每天玫瑰泡茶，红枣煮汤，桂圆当零食吃。这样的生活习惯小赵坚持了一年，可是她的气血并没有比同事好到哪里去，倒是自己的月经感觉量少，而且颜色淡。平时睡眠还老做梦，这让她休息不好，脸色更难看。带着这一肚子的问题小赵来看我的门诊，我在了解了小赵的生活与工作之后，发现她平时容易生气，加上与同事之间竞争又难免被人"穿小鞋"，所以时常不开心。我告诉小赵："如果真想解决身体上的这些问题，那就先把生气、较劲等个性改一改，这些对你没什么好处。"小赵反问："我这可是实实在在的病，与个性有什么关系呢？"那肯定有关系，肝郁则气滞，气滞哪有气血的流通？而且肝主血，肝若经常动气，又怎么可能不抑制血量的减少？时间长了岂不是要肝血不足了？

听完我的解释，小赵才意识到自己严重的问题，说："我今后一定注意，可是个性要慢慢改，就没有别的办法帮我改善一下肝血不足的问题吗？"真是个聪明姑娘，一点就透。我说："那就回去自己艾灸一下血海穴与足三里，平时没事就多揉揉这两个穴位，比你吃些桂圆类的高糖食物要管用得多。"小赵按照我教的方法回去调理。过了3个月，小赵的月经已经恢复得很不错了，主要是她的气色一天比一天好，自己就说："真没想到，想要身体好还是养肝才对症啊。"

这话当然有些不全面，但肝脏对女性气血的重要性却可见一斑了。肝主藏血，它直接调理和净化人体血液。女人的月经、生育都是耗血的大事件，如果没有肝脏正常的供应与补充，那就要有失濡养了。而且肝最怕瘀滞，身体气血一不通畅，肝脏就没有办法进行正常的血液代谢，从而产生肝血亏虚。于是面色无华、视力减退、睡眠多梦、眩晕耳鸣、月经失调等病症全都随之而来了。

血海穴是脾经上的一个重要穴位，但是它却对补充肝血有着很好的作用。这是因为肝脏依靠脾经运化，脾经强健，其运化能力才能上传于肝脏，从而让气血得以顺畅输送。而足三里则是胃经的要穴，同样是这个原理，胃为人体的补给仓库，刺激足三里能让胃脏精力充沛，消化吸收能力增加，从而给肝脏以坚实的气血养分。对这两个穴位进行按摩，就能起到调节肝血不足的作用。

血海穴在大腿内侧，髌底内端向上2寸的地方，即膝盖内上方处，而足三里则在膝外侧向下3寸处。大家可以在晚上临睡觉的时候，对这两个穴进行艾灸，直接悬灸就可以，温度不要太烫，每个穴位灸10分钟左右。灸过之后，要记得喝杯温水。平时空闲的时候，也可以对这两个穴位进行按摩，时间长了，就可以让肝血虚弱的问题得到改善与治疗。

另外，养肝脏最怕的是生气，所谓怒伤肝，不管是暴怒还是闷气都会使肝脏血虚。人在生气的时候，体内会分泌儿茶酚胺，这种物质对中枢神经进行抑制，从而让血糖飚高，让血液和肝脏细胞内的毒素增加，明显不利于气血的调养。因此，女性应该从心理上自我调解，不生气，少忧郁，才能做到真正的疏肝理气、颐养气血。

排毒最养颜，曲池和合谷是灵丹妙药

说起排毒，女性再了解不过了，它不仅能让身体通畅苗条，还能让你肤质细腻白皙。但是，用药物排毒再怎么健康总会带来一些负面的影响，哪怕是单纯的肚子疼，也足以让人难以忍受。如果自己能在身体上寻找排毒穴位，那就不同了，不但健身养颜，而且效果良好，简直就是百利而无一害的好事。

在与朋友聚会的时候，经常会有人问我一些关于身体调理的事。有一次朋友带了一位女性朋友给大家认识，朋友说她对养生很有一套自己的方法。这不稀奇，现代人都很懂得养生，我也没多说什么。在吃饭时，朋友点了一份炒猪肝。那位女性朋友便说："不要总吃这种东西，肝内毒素最多了，而且还难以排出体外。"我朋友一听就笑了，拍着我的肩膀说："这次你算不得权威了，我朋友就是医生，对此最有发言权。"我对人体虽然很了解，但对于食物的成分问题就未必那么清楚，便说："偶尔食用没关系，点到为止。"我虽然是敷衍的一句话，但却引起了那位女性朋友的兴趣，她马上便问我："医生是不是都有自己的解毒方法？"我笑起来，说："不知道别人有没有，我反正没有，大家吃什么我也吃什么。"她就说："哼，看你的脸色就知道，你比在座的气色都好，肯定有自己排毒养颜的独家秘籍。"这时另外一位女性朋友也起哄，说："你就给我们讲讲嘛，你看我这脸色灰突突的，而且我这段时间总是上火，嘴上长疮了，毒气太重，你快教教我。"

看着大家七嘴八舌的，我知道自己不说几句是吃不了清静饭了，便说："排吃猪肝的毒我不知道管不管用，但想要排自己体内的毒素倒真的很简单，只要从手臂上找个穴位按按就行。"这下不要紧，大家立刻放了筷子，说："快说，哪个穴位，我现在就按按它。"真是一群个性爽朗的人，我笑着拍了拍自己胳膊肘的内弯处，说："这里看到没，是排毒的大穴位，叫曲池穴，每天按几下就可以轻松排毒了。"一时之间，大家饭也不吃了，纷纷撸胳膊挽袖子，捏起曲池穴来。看着大家认真的样子，我倒无可奈何地笑起来了。

曲池穴在就我们手臂弯曲的地方，当手肘弯紧时，两侧会有一条横纹出现，而这条横纹内侧的尽头便是曲池穴。它属于大肠经上的一个穴位，其主要功能是用脾经之热来燥化大肠，从而令阳气上升，浊气下降。也就是说它可以有效祛火、散热，而那些牙疼、眼赤、皮肤粗糙、咽喉肿痛的问题都能解决。不仅如此，它调和营卫、排毒散风的功效也非常强大，中医说其最能扶解正毒，就是这个意思。

对曲池穴进行按摩就是为大肠经进行通排，从而减少了大肠经内堆积的毒素，促进新陈代谢。按摩它时，可用一只手的拇指与食指对捏，大拇指在内侧顶于曲池穴上，稍加用力，这时感觉到疼麻感，保持力度，持续5秒钟，然后慢慢松开。反复进行20次，然后以同样原理来按另一只手臂。

在按摩曲池穴的时候，大家不妨也对合谷穴进行按捏，方法与按摩曲池穴一样，左右各按20下即可。有时我也鼓励病人自己沿着手臂内侧拍打，特别是肘弯部。有的人在拍打之后会出现黑紫色的颗粒状，这就说明体内毒素很多。遇到这种情况，不要害怕，基本保持一周，经络慢慢就会通畅，毒素就能排出来了。而且拍打的方法也适用于手臂上其他的经络，比如小肠经、三焦经等。经常拍一拍，其效果都是非常好的。

第九章 找到身上的『大药房』，90%的病不用吃药

很多老年人耳朵鸣叫，小便清长甚至是长期腹泻，这都因为肾虚所致。所以改善肾不足，是老年人群最应该放在首位的大事。

改善肾不足，逍遥步养肾是妙法

很多老年人，对肾虚的知识缺少了解，认为随着年龄的增长，身体就会走向衰退、老化，肾脏也就会表现出亏虚不足。肾为人体先天之本，如果亏虚的严重，就会造成年龄与体征上的不成正比，从而身体虚弱，人没精神。很多老年人耳朵鸣叫，小便清长甚至是长期腹泻，这都是因为肾虚所致。所以改善肾不足，是老年人群最应该放在首位的大事。

我就遇到过一位76岁的老人，腿脚都没有问题，就是感觉手脚冰凉，而且耳朵经常出现嗡鸣声。他自己就说："每天也不觉得天凉啊，怎么这手脚就总是热不过来呢？"在给他做过检查之后，我发现老人肾气不足，其他方面都没问题，便说："回去补补肾就好，没什么大问题。"老人叹口气，说："补肾是不是要喝药酒？我有高血压，喝不了那东西。上次儿子给买过一次，我喝了直接就犯病了。"我笑起来："不一定要喝药酒，食补才是最好的，你多吃点儿羊肉之类的就行。"我才说完这句话，老人又叹气了："老婆子走的早，现在是吃喝都随儿子一家，弄这些太麻烦，你还是给我开点儿药吧。"听老人这样无奈的解释，心里也不好受起来，人老了，总不愿意给孩子们添麻烦，那就真的要苦自己了。

想了一会儿，我突然想到一个很方便又很管用的运动方法，就问老人："平时喜欢运动吗？比如散散步什么的。"老人眼睛立刻就亮了，说："没事就喜欢到处走走，就是耳朵不好之后，儿子不让走远了，要不我自己早出去旅游了。"这还是位心态很年轻的老人，我说："那就好了，以后你就走逍遥步吧，对你的问题很有帮助。"说着，我亲自站起来教老人走法。老人高兴地回去练习逍遥步，我便把这件事丢脑后了。一转眼进了深秋，有一天上班时，那位老人拎着几个大石榴来看我，说："自从走逍遥步，现在哪哪都好了，身板也强壮了不少，人家都说我越活越年轻了。我也没啥好东西，这是自家树上结的石榴，拿来给你尝尝。"老人的淳朴让我感动了好长时间。

逍遥步是一种意象上的叫法，主要还是它对人体经络和气血的调和作用。我们说养脏腑，其主要标准还是经络的打通。而逍遥步就是既能活动四肢筋骨又能疏通经络的运动方式。当人在运动中的时候，随着人脚摆动，手臂、下肢上的各条经络相应而动，相互导引。于是气血的充盈得到提升，体内阴阳之气也趋于平衡，肾脏得气血、阴阳的濡养，怎么可能不强健起来呢？当然，如果大家一定要理解为强健五脏六腑也并非不可以，毕竟这其中也包含肾脏。

不过，逍遥步在动作上不同于普通的散步方法，走路的时候要放松双肩，然后手指自然垂放，手腕则朝体内侧微转，当迈动双腿的时候，两只手上的劳宫穴要保持相对，而且肩部不能呆板不动，应该带动颈、胸、腰、胯共同运动。两条腿的膝部不要像平时那样直立，而是呈微微弯曲的状态，迈步时要先抬脚后跟，再抬起脚趾，脚部落地时也是先脚跟后脚趾。同时，要边走，边注重呼吸，呼与吸之间保持深长，尽量做到意气相随。当然，开始走时肯定不习惯，但慢慢时间长了，就如同练功一样，全身都会协调熟练，心理也就自然而然的逍遥起来了。

走逍遥步最好安排到下午的时间段，以5-7点最好。这是因为这个时段肾经当令，这样打通经络的过程也就强化了肾脏的功能。每天行走可以开始时时间短一些，慢慢增加行走时间，当你走的时间越来越长时，就会发现身体内外都有一种被润泽的感受，这就是气血的循行加速。那么身体筋骨皮肉也就得到了良好的润养与提升，如此何愁肾气不足！

小便不出真急人，搓搓尾椎骨有效果

小便不出，是一件说起来让人着急又束手无策的事。可是随着年龄的增长，人就很容易遇到这种问题。因为人体二便，皆受脏腑运动及水湿气化的作用，身体功能的弱化，都可能引起二便的不通畅。

我曾去乡下一个亲戚家里玩。当时正是秋天，乡下的瓜果很多，空气中总有一种收获的气息，我对那里很是着迷。有一天和亲戚从田里回来，正准备吃晚饭时，突然有一个邻居跑来说："听说你家来了个大城市的医生，我想问问能给我父亲瞧瞧病不？"亲戚也没征求我的意见，立刻就说："能行，能行。"乡亲间那种朴实又淳厚的民风在两个人的对话中显露无遗，我也只好入乡随俗了一回，坦率地说："你要找的人就是我，不知要看什么病啊？"那位邻居立刻就过来握我的手，说："快跟我去家里看看吧，老人这好几天了，老解不出小手（小便）来，都快急死了。"

　　我到了邻居的家里，就看到了一位70多岁的老人蜷坐在炕角上，脸上没有什么血色，眼睛也没神。号脉之后，我发现老人脉象细数，这是明显的阳虚。我再问他排便的次数，他竟然一天要去厕所十来次，尿出来的却都不多。老人自己就说："肚子胀呀，感觉要爆开来了，可是尿不出来。"我让老人俯于炕上，然后在他尾椎骨上搓动起来，搓了十来分钟。然后，我又对老人的关元穴和中极穴进行按摩，没过半小时，老人就想要去厕所了。过了一会儿，老人从厕所回来，脸上还带着笑意，一脸的轻松，嘴里说："总算好受些了。"我知道这是按摩起到了作用，便让他好好休息，第二天又给他去做了两次按摩。老人说："肚子已经不胀了，小手也顺畅了。这几天可难受死人了，真亏了你呀。"那位邻居更是客气，死活要我在他家住几天。不过，我假期已经满了，我只好辜负邻居的一片盛情了。不过走时，我把穴位的按摩手法告诉他们，让他们自己经常按摩，才离开乡下。

　　那位老人脉象细数是一种虚证，而且是阳虚。同时，老年人常有前列腺的问题，这样，膀胱的化水能力减弱，造成了水湿的内停。《黄帝内经》说："膀胱者，州都之官，津液藏焉气化则能出矣。"也就是说，人体水湿顺利地排出体外，来自于气化的推动，而老人阳气不足，气化势必减弱，膀胱的正常功能受到限制，也就没有办法规律地小便了。我为老人按摩尾椎骨，也就是人体脊椎的最末端，这里有着长强穴、龟尾穴，它们是督脉上生经提气的重要穴位。督脉原本就是人体阳海之脉，最能促进身体的阳气增长；对这两个重要的穴位进行按摩，就可以有效地改善身体阳气虚弱的问题，同时加强大、小肠的功能，从而让身体阳气顺利地通疏于身体内外。而关元穴、中极穴又是任脉上的重要穴位，能为膀胱经升阳促温。得到强大的阳气之后，膀胱的气化功能加强，能够帮助小便顺利排出。

搓尾椎骨很方便，只需要用大拇指按于腰椎下部，然后沿着椎骨向下推动，一直到尾椎的最末节。反复单向推动200次左右，可每天2次。而中极穴与关元穴分别在肚脐中线向下3寸和4寸的地方，按摩时，以顺时针手法分别揉动5分钟。搓尾椎骨不仅能温阳促便，而且对于老年性的便秘、腹泻等症都很管用，有这些问题的人群都可以适当运用。

另外，对阳虚不足的人来说，艾灸是最经典的治疗手法。当有轻度前列腺炎、大小便不通畅时，不妨用艾条进行灸治。可以取尾椎骨部位与关元穴、中极穴同时进行。在艾灸尾椎骨的时候，自上而下，施灸15分钟，每天1次，效果很是理想。

进食不香、胃口差，多动脚趾就有用

没有食欲，吃东西没滋味，这种问题不少人都有过，特别是上了年纪的人，胃肠的蠕动能力减弱，就更容易产生这方面的困扰。相信大多数人在这个时候都会选择服用药物促进食欲，但这真不是最好的方法。药物对身体的刺激显而易见；而且这点儿小问题，只需动动脚趾就能解决，真没必要舍近求远。

在小区里，我每天很早就能听到老年人健身的音乐声，可以说，每天都是被那些高分贝的音乐给吵醒的。不只是我们小区，其他小区肯定也有着相同的情况。有一天，我照例在音乐声中醒来，看看时间还早，便溜达出来活动活动。这时，邻居李大妈看到我，就说："真难得啊，你也起来健身呢。"李大妈是健身队的领导，我直接表达自己的不满，说："我不想健身不是也得起吗。这么热闹怎么睡得着觉。"李大妈笑起来，说："你就理解理解我们老年人的苦吧，睡眠不多是真的，不运动就会出问题也是真的。就说这一天三顿饭吧，如果不这样蹦跶蹦跶，还真吃不香。说白点儿，我们就是消化消化食，这样能有个好胃口。"李大妈这样的大实话还真让我欲哭无泪，我说："只是消化食的事，何必起这么早啊？"李大妈一听我的话，立刻振振有词地说："不早起运动，早饭怎么吃得下？早上最没胃口了。"

　　我站在那里想了想，说："不如我给你出个主意，早上呢，你们就做胃肠的促进运动，傍晚时分，大家再一起健身，这样居民没意见了，你们的问题也解决了。你说呢？"李大妈瞪着眼睛问："还有这样的运动？这样就不用音乐啦？"我说："不用音乐，自己每天早上站阳台上做做就行。"李大妈立刻来精神了，叫人把音乐关了，和大家说了我的意思，结果大家都还挺支持，有的老人甚至说："我儿子都快被我们烦死了，可我实在是没别的办法。如果能有好方法，谁愿意烦别人呢，是不是？"于是，我站在队前，仔细地教给大家一套脚趾运动操，大家学得都很认真。第二天早上，小区里居然真没有音乐响起来，我和很多上班族一样，总算睡了个好觉。这样安静了1周的时间，我特意去问李大妈："大家感觉这个脚趾操怎么样呀？好用不？"李大妈笑了，说："好用好用，早上自己做完操，香喷喷地吃顿饭，然后买菜、逛菜场、回来烧饭；吃过饭休息，再做点儿家务，然后下午一起跳健身操，这一天下来吃嘛嘛香了。"

　　为什么活动脚趾能消化食、促肠胃呢？这还是遵循了穴位反射的原理。中医认为，人的脚上有全身穴位的反射区，对脚部不同位置进行刺激就可以直接作用于不同的脏腑。我教老人们的脚趾操其实就是在刺激胃、肠经，打通了它们，也就促进了老年人肠胃消化、吸收的功能，不但让人食欲好、进食香，而且能防止消化不良和便秘。

运动方法并不复杂，可以分为几个步骤。先保持身体直立，然后双脚微微打开，保持与肩同宽。然后用脚趾开始练习抓地面，用力抓起之后稍坚持几秒钟，然后慢慢放下去，如此反复30~50下。接着加强第二趾与第三趾的运动，因为这2个趾是增强胃肠功能的反射区。一般想要让第二趾、第三趾独立运动，可以在地上丢一点儿东西，比如玻璃球、毛巾、手帕什么的，然后用这2个脚趾捡起来，扔下去，再捡起来；多反复几次就好。

除了做这些运动之外，你还可以自己坐在椅子上，用手指来回扳动第二趾和第三趾，一上一下，一弯一曲，这适合自己脚下运动不利落的人群。扳动5分钟之后，你便可以用手掌对着脚趾进行顺时针的打圈按摩。这样不但不会产生便秘，而且将胃内的火气都泻了出来。不过，大家应该注意，如果你刚好是肚子，或者胃虚，那就要按逆时针来按摩了，否则，会越拉越厉害的。

小便不利尿失禁，按摩、艾灸齐上阵

小便禁不住，总是不受自己控制地流出来，这在医学上被称为"尿失禁"。这种问题多发生在老年人的身上，因为老年人肾虚不固，对水湿的代谢便失去了自动功能。遇到这样的问题，老年人不要着急，也不用有心理负担，一般通过按摩与艾灸的手法进行干预，就能很好地缓解症状；而且不用去医院，自己动手操作简便又有效。

孙大爷今年72岁，有轻度的尿失禁症状。当发现自己有了毛病的时候，孙大爷非常难过，一直不肯与家里人提起。可是，他后来发现原本两天一次失禁，慢慢变成了一天一次。这下，孙大爷实在瞒不下去了，便和老伴讲了自己的问题。老伴说："老这样拖下去，不是把小病拖成大病了吗？"所以，老伴坚持带孙大爷来看医生。孙大爷应该是个非常要强的人，坐在我面前的时候，还感觉自己不好意思，不愿用正脸对着我。我安慰他说："不要担心，这不是大病，而且人上了年纪都会这样子，调理一下就好了。"孙大爷这才转过身来，对我说："人真是越老麻烦越多，我这身体好好的怎么小便还控制不住了呢？关键是我自己没什么感觉，打个喷嚏，裤子就尿湿了。"看老人那样子，他的心里肯定特别委屈。

我给孙大爷做了检查，其脉象沉弱，这是肾阳缺乏，从而肾虚不固；加之老年人平时想事要多一些，又容易损伤心脾，从而心肾两亏，也就出现尿失禁的问题了。治疗这种病就要从补肾益气着手。鉴于孙大爷怕被人知道，又不想跑医院，我便教给他自己在家按摩、艾灸来治疗的方法。方法很简单，就是按摩利尿穴和下腹以及耻骨边缘，然后再艾灸神阙神、关元穴以及涌泉穴。孙大爷有几分犹豫，说："这个方法简单是简单，可是真的能治好病吗？"我则告诉他："要放松，然后用心地去照着做。过1周你再来复诊，到时就知道管不管用啦。"1周很快过去，孙大爷神采奕奕地来复诊了，自己笑得合不拢嘴，说："还别说，开始的头两天看不出多大效果，可是越往后就越觉得效果好，我现在已经像没事人一样了。"

当然，孙大爷这是轻度的尿失禁，治疗起来见效果会快一些。有些老年人的症状可能严重一些，但如果能保持自信，按医嘱用心地治疗，这种病还是很容易控制的。毕竟它只是来自于肾气不足的表现，只要能从这方面进行补充，就能让肾脏恢复自己的应有功能，治疗的效果就会非常让人满意了。

按摩利尿穴的时候，要先找到穴位点，它在肚脐与耻骨相联结的中间点，即肚脐向下2寸半。这个穴位属经外穴，主治淋沥、癃闭、血尿等问题，益气升提效用显著。按摩它的时候，可以拇指顶在穴位上，然后慢慢下压，保持10分钟左右，每天可进行2次。对于小腹部位的按摩，除了可以刺激这一带的中极、关元等穴位之外，还能让腹部感觉温热，帮助膀胱经、肾经等加温，从而固气补肾。手法上，只要两手交叠，然后放于腹部下方，以顺时针方向摩转5分钟左右即可，每天同样进行2次。接下来才是耻骨边缘的按摩，它在髋骨的前下部，分为上、下2支。按摩时，用食指、中指放于耻骨联合上缘，然后向两侧推摩，每次推摩5分钟左右，每日2次。

艾灸神阙穴、关元穴、涌泉穴就以正常的悬灸手法进行。将艾条悬于穴位上，距离皮肤2厘米左右。先艾灸神阙穴与关元穴，2个穴位来回换着灸，一直灸15~20分钟的时间，然后再灸涌泉穴15分钟。每天1次，如此连续艾灸1周，问题基本都会得到控制。在症状消失之后，可以继续再艾灸1周，以巩固疗效。这样，老年人那点儿小尴尬，也就不知不觉地被解决掉了。

痔疮发作真痛苦，承山穴是最好的药物

说起来痔疮是多发病，可承受起来真不容易，不但让人坐卧不宁，还有可能引起心脑血管等疾病。尤其对于老年人，痔疮就是让生活质量打折、生命寿数减少的万病之首。不过，中医认为，痔疮从来就不是什么重症，病人只需轻轻地按摩承山穴，就能手到病除。所以，承山穴在

中医眼中，历来被视为理气散滞之穴位。

去年8月的时候，朋友老张突然打电话给我，说："你快来看看我吧，看一眼少一眼啦。"我还以为他得了什么重病，便与2个朋友一道过去看他。没想到他正趴在沙发上玩游戏呢，一见我们到了，他自己笑起来，说："这个方法还真好用，一个人实在闲得太无聊了，把你们招来陪陪我。"另一位朋友就说："你不用上班啊？我可是请假来的，这不就是'狼来了'的原版吗？下次可不上当了。"老张一脸贱兮兮的笑，说："我可没骗你们，我这是真的病了，得痔疮都2天了，你没看我只能趴着吗；要不是这几天血压没升高，你们就得在医院与我碰面了。"原来是痔疮犯了，我便打趣他说："谁让你天天胡吃海塞的，这回看你还敢不敢了。"正说着，老张的妻子端了茶来给我们，听我这样说就讲："我都说他不知道多少次了，他就是不肯听。他现在血压也高，又有痔疮，算是都占齐了。"

玩笑归玩笑，对朋友的病，我还是要关心一下，问了情况之后，问老张："除了手术，你不考虑其他治疗方案吗？"老张说："管不管用啊？管用的话，我当然也不愿手术，不是实在没别的办法吗。"另一朋友和我是同行，也是中医，听老张这样讲，就对我说："人家又不信咱，不管他，让他疼去。"老张立刻就求饶了，说："没有没有，你们快给我治治，如果能不手术，我肯定请你们吃饭。"我一下笑起来，说："你还吃呢，还是省省吧。"说着，我坐在沙发旁边，对着他小腿上的承山穴按下去，老张立刻就瞪眼皱眉地叫起来："怎么这么疼啊？你可别乘机报复。"我一边按一边说："你就让我报复一回吧，难得有这样的机会。"几个人你一言我一语地聊着，我便把老张腿上左右承山穴都做了按摩。另一个朋友则给老张按了按孔最穴。几分钟之后，我停下手来，对老张说："从今天开始，你每天就按我给你按的这2个穴位，很快就会好起来了。"没想到老张真勤快，这事只过了3天就给我打电话了，说："你们既然不让我胡吃海塞，那么有时间一起喝茶吧。我现在已经是正常人了。"

承山穴在我们小腿后面的正中间部分，也就是直立时，小腿后部肌肉最突出点的下陷处。它主治的疾病有小腿肚抽筋、膝盖劳累、腰腿疼，再就是痔疮、便秘以及脱肛等。这是因为承山穴属于膀胱经，它最大的功能在于运化水湿、固化脾土，也就是提升膀胱经风气，让脾土固化，保持人的精气神。而痔疮在中医看来，是脏腑之虚，《丹溪心法》就说："痔者皆因脏腑本虚，以致气血下坠，积聚肛门，宿滞不散，而冲突为痔。"所以，治疗痔疮应该令经气上行、补益脾土，从而补气升陷。

按摩承山穴时，以大拇指按于穴位上，用力旋按下压，压下去之后，病人会感觉到酸胀麻痛朝着脚步扩散。这时，不要马上放手，持续30秒之后，轻轻松开，再继续下按。如此每天按2次，一次坚持5分钟时间。不用多久，痔疮突出物就会慢慢地收缩回去，而局部的疼痛也能逐渐消失。在按这个穴位的时候，同时结合孔最穴来按摩也是不错的方法。孔最穴位于小臂内侧肘部向下方，有痔疮的人可以循着肘弯向下摸，摸到孔最穴时会特别疼。2个穴位一起按摩，痔疮带来的痛苦就能更快地消失了。

人老耳聋，耳门穴专治耳部疾病

很多时候，形容一个人上了年纪总是会说他"年老昏聩"，其意思就是眼花耳聋。因为人到了一定的年纪总容易听力减弱，甚至逐步失聪。有统计证明，65~75岁之间的老年人，有60%左右会产生耳聋、耳鸣等症状。那么，有没有办法让老年人保持听力的敏感度呢？不但有，而且方法很简单，只要自己进行干预，就能治疗耳朵的疾病。

我经常给老年人看诊，每次总是多多少少都有所感慨。因为很多时候，老年人的病只要及时预防，就不会发生不可治的问题。就有这样一位老人，由儿子陪着来看耳聋，只不过，老人的耳朵虽然没什么大问题，但听力问题似乎有些严重。一般这种问题都是开始时有耳鸣，慢慢地听力才会逐步下降。我问老人："你的耳朵是什么时候听不清东西的？"老人答非所问，说："没什么东西，我天天都掏耳朵呢。"他儿子在一边很不好意思，就说："已经有几年时间了。一开始，老说耳朵里嗡嗡响，但我们认为人上了年纪都是如此，就没注意，这一年来才开始发现，和他说话他老听不见。"我摇摇头，说："应该早点儿来看的，现在问题更严重了。"老人这回倒听见了，说："是不是治不了呀？"我只能笑着说："别担心，还是可以恢复一些的，只是不可能像从前一样了。"

中医认为耳为肾之窍，耳朵鸣响多来自于肾虚症状。老年人这种问题太寻常了，所以只要针对肾虚稍微调理一下，就能有所控制。但是肾脏损伤得严重了，治疗起来就会比较麻烦，而且可能听力不会完全恢复。当然，耳朵除了与肾经相关之外，与三焦经、胆经、小肠经都有着一定的关联；它们之间相互作用，牵一发而动全身。这就是病症越来越重的关键所在。如果一个脏器有问题，则治起来当然容易得多，怕就怕牵累了其他脏腑，再治起来就难了。所以，现在老人耳朵方面的问题已经涵盖了五脏六腑的原因，想要提升听力，就要从耳朵上的穴位直接入手了。我想过之后，斟酌着为他开了一些补肾益气的药，这只能是相对地调理一下老人严重的肾虚问题，从而带动其他脏腑的活跃。同时，我告诉老人："回去之后，除了吃药，自己要多按摩耳门穴，这样症状才不会加重，时间久了，还能慢慢恢复一些听力呢。"

耳门穴是三焦经上的穴上，它主治耳鸣、耳聋，以及牙齿、咽喉等部位的病症。这是因为人体水湿之气在上地降落，然后化成气血出入于耳，其降浊升清的功能格外显著。我就曾经为有耳鸣的老人按摩耳门穴，从而成功治疗耳鸣的例子。我让老人对此穴位加以刺激，就是直接对耳朵进行治疗，这样对于听力的提升有一定的好处。

按摩耳门穴时，可用手指放在面部，然后张开口，此时，耳屏上切的前方，下颌骨髁状突出的地方有个下陷点，这里就是耳门穴了。按摩的时候，可以倚靠在床上，然后用2个大拇指左右对按，用力不要过重，轻轻压下之后停留30秒，然后从上向下推动穴位，反复20次左右，感觉到穴位局部酸胀便可以了；每天1~2次。

治疗老年性耳聋除了要补肾之外，还要打理三焦经、小肠经等经络。人老了难免经络瘀堵，所以勤护理经络，才是真正让听力提升的方法。而且在治疗耳聋、耳鸣的时候，可别忘了保持好心情，这样才会真正解决耳朵的问题。

鼻炎、鼻塞，手三里和迎香是"消炎药"

鼻子不只是我们呼吸的器官，而且是嗅觉的器官，一个人如果没有嗅觉，那生活注定要失去幸福感。对鼻炎患者来说，就是如此，鼻塞、流涕、流清水，各种难受都集于一身了。如果情况严重了，则会嗅觉减退、头痛等；这时，也就真的处于无味人生了。不过，采用药物治疗，症状都会反反复复，倒不如从自己身上寻找"消炎药"，这样才能标本兼治。

我遇到过一位上小学的鼻炎患者。他在放学的时候淋了点儿雨，结果回家就打喷嚏、流鼻涕，他的妈妈还以为他是得了感冒，便给孩子吃了一些感冒药。但孩子并没有发烧，反而是流清鼻涕，还喊着鼻子不通气、头疼。这样一晃3天过去了，孩子的症状并没什么改善，那位妈妈连忙带了孩子来看病。我在给孩子做过检查之后，发现孩子并不是得了感冒，而是鼻炎。一听这个结果，那位妈妈吓坏了，说："怎么会得鼻炎呢？这下可糟了。我听说得鼻炎时间长了，会损伤记忆力呢。"确实，严重的鼻炎后患无穷，而且吃药治疗鼻炎的效果并不理想，反而会不断反复。我想了想，便对孩子的母亲说："不用太着急，你今后为孩子做按摩吧，不但能治鼻炎，而且没有任何刺激。"孩子的母亲搓着手说："这样真的可以吗？我真是太担心了，真不知道自己的孩子怎么就得了鼻炎呢，他还这么小呢。"我只好再三地安慰那位母亲，并教给她给孩子每天按摩手三里穴的方法；让孩子2周后再来回诊。

可是这件事过去了很长时间，那位小病人一直没有来回诊，我也差不多把这件事给忘记了。直到2个多月后的一天，那位孩子的母亲才带着孩子再次来看诊了，孩子的母亲说："医生，我真是不好意思，因为孩子前段时间要参加学校里的数学比赛，所以报了补习班，我每天都要陪着他去上课，结果就把回诊给耽误了。"我看看孩子的样子，感觉恢复得还不错，便问："按时给他做按摩了吗？现在感觉怎么样？"孩子的母亲连忙说："我每天都给他按呢，他早就不流鼻涕了，这是不是就算好了？"我为孩子做了个简单的检查，一切都很正常，我告诉那位母亲，以后偶尔按按就行了，孩子已经完全没事了。

手三里穴是大肠经上的重要穴位，不但能治疗口腔、鼻、喉、咽等

部位的炎症，而且对腹痛、腹泻以及溃疡等症都非常有效。这都是因为
它具有通经活络、清热明目的作用。在中医眼里，鼻炎并不是鼻子出了
问题，而是由脏腑虚弱所致；当肺气虚弱，受风寒、风热等侵袭时，就
会导致体气不宣、肺窍闭塞。而对手三里进行刺激，刚好是升清阳、宣
肺气、降体浊的对症之治。所以，手三里又被视作身体上身部位专门的
"消炎之药"。

　　寻找手三里穴可以从自己前臂的背侧开始，在肘横纹下方2寸的地
方，它和阳溪穴、曲池穴处于一条直线上，来自大肠经的浊气多覆盖于
此。按摩手三里的时候，可从自己的左臂开始，然后将手臂蜷于胸前，
用右手大拇指按在左手臂的手三里穴上，轻轻施力下压，一边下压一边
揉动穴位，然后保持相同的力度。这样一直按摩3分钟，再换右手进行按
摩，每天3次，通常情况下，2周就可以收到不错的效果，一个半月就能
痊愈了。如果按摩者对于穴位比较了解，也可以在按摩手三里的时候再
配合迎香穴，也就是鼻翼两侧的穴位。同时按摩这2个就能让慢性鼻炎好
得更快一些。

眼睛干涩、视力差，合谷、四白、光明配合腰部按摩能治疗

　　不管是上班还是上学，又或者是老年人，长期用眼过度使眼睛疲
劳、干涩，造成视力减退都是不争的事实；而且，单纯的药物治疗不会
让眼睛重新变得清澈如初。但是，按摩却大不相同，它有着自己独到的
效用，比药物好用，比现代科技甚至更安全、可靠。主要一点在于：人
人都可上手自我改善视力。

曾经有一位66岁的患者，过来找我治疗眼睛干涩。他说："我对眼药水、眼药膏失望了。开始用用还行，可是越来效果越差。我觉得不如从身体上来调理一下更好。"这是一位懂得养生的老人，他的想法我很认同。我对他说："按年龄，你也该退休了吧？眼睛还是少用一些，适当地休息就能缓解干涩了。"他哈哈笑着说："早退了。可我不是还有点儿自己的小爱好吗，每天炒炒股，所以对着电脑的时间有些长了。"这就难怪了。老年人原本就泪液分泌不足，再加之电脑的刺激，眼睛肯定会干涩的。考虑到老人不想用药物改善，我便准备让他用按摩方法来减轻干涩症状。

于是，我让老人跟着我学，先是按揉自己的合谷穴，再找到小腿上的光明穴，接着是四白穴，3个穴位按了1遍，用时15分钟。然后，我又让他在自己腰腹部进行按摩，这用不了多少时间。做完之后，老人舒了口气，说："倒是感觉挺舒服的。"我说："这肯定没有用药见效快，但也不会像用药物那样容易反复。只要多按摩，眼睛的干涩就会有所缓解，主要还能提升视力，你只有坚持按才行。"老人很高兴，说："放心吧，我每天出门少，就把这当成健身运动了。"老人回去按了1个月，眼睛干涩的问题便完全解决了。

我让老人按摩自己的腰腹，主要是从中医对眼睛认知的角度来考虑的。《黄帝内经》说"肝开窍于目"，这是因为肝脏藏血，而眼睛的健康则依赖于气血的濡养。当肝脏气血有所不足时，泪液、气血等眼睛所需的物质都会受到制约。因此，在调理眼睛的时候，不能把肝脏给忽略了；只有穴位、脏腑齐动员，才能让眼睛真正好起来。

合谷穴虽然不是肝经上的穴位，但它是交汇之穴，对治疗头面的疾病非常有效，所以对它进行按摩算是眼睛保健的基础。按摩合谷穴很方便，自己用食指与拇指掐于虎口处，用力揉动即可。左右手都要揉到，每个穴位揉动3分钟，每天可多次进行。

四白穴则是专门提高眼睛机能的穴位，它位于眼睛下方，取穴时可以正坐，然后双眼平视前方，瞳孔正中间向下1寸的地方，就是四白穴了。按摩的时候要相对轻一些，可用食指或者中指，分别点在左右两边的四白穴上，轻轻下按，按下之后保持3秒钟的时间，把手指抬起，再轻轻按下。如此反复30次左右即可，每天可按摩多次。

光明穴属于胆经，我们说肝胆互为表里，胆经气血充足时，肝经就会受益于它，从而功能加强。另外，胆经直接起于外眼角，所以胆经原本就有调节眼睛的作用。取穴时，可以端坐于椅子上，然后低下身去，将手指放在小腿外踝的最高点，沿线向上5寸，在外侧骨头边缘处就是了。揉动光明穴时，可用食指指腹进行，力度慢慢加重，一般眼睛不好的人，按到这个穴位就会有酸胀感。可以左、右腿两个光明穴一起揉动，每个穴位按摩3分钟时间。

最后，腰腹的按摩是直接作用于肝脏的，在这里进行推揉能收肝解郁，能促进肝脏新陈代谢，从而让眼睛的气血与排泄得到加强。按摩时，先把左手放在自己的肚脐眼上，然后用右手放在后腰眼部，前后两只手来回搓动，刚好搓过腰部一圈。反复搓揉3分钟，然后再将手掌分别握于两侧的腰眼处，然后进行逆时针、顺时针各30圈的揉动即可。这样一组连穴位带腰部的按摩不但加强了肝脏的功能，而且直接刺激了眼睛及机体相关的穴位，对于视力的帮助自然显而易见了。

眼睛昏花看不清，大拇指关节上揉一揉

对老年人来说，最容易发生的事就是老花眼——对事物辨别不清楚；所谓"老眼昏花"，大概就是从这里来的。这种问题，为老年人的生活带来了极大的不便，甚至有潜在的危险性；因此，改善老年人的视力问题就变得迫在眉睫了。

同事的父亲75岁，身体挺硬朗，人也很健谈；平时，我们偶尔去他家，也都会和他一起坐着聊聊天。可是有一天，同事告诉我们，他父亲摔了一跤，虽然没什么大问题，但是脸上被擦破了好大一块皮，看着心里真不是滋味。我们几个同事下了班便一起去看望老人，只见他坐在沙发上，眼睛无神，脸色忧郁；显然老人还没有从被摔的惊吓中缓过神来。见我们来了，老人才强打起精神和我们说话。我问老人："怎么会摔了呢？"老长叹口气，说："人老了，不中用啦；前面看着路挺平的，可一脚踩下去结果就是个坑。这怨不得别人，怪自己眼睛瞎吧。"另一位同事说："戴副眼睛吧，这样出门也安全点儿，要不太危险啦。"老人点头说："买了买了，昨天儿子就给配了眼睛来，就是我还真戴不习惯。"

我当时就握着老人的手，忽然想道：眼镜戴不习惯，为什么不自己改善眼睛的视力问题呢？想到这里，我便说："这样，你平时每天休息的时候，对着自己手指关节这里多揉动几次，说不定对你的视力有帮助呢。"说着，我在老人的大拇指关节处进行刺激，老人说："这怎么还与眼睛有关系呢？"我的同事则笑着说："你就听他的，他对穴位的

了解比对自己身体还清楚呢。"这话让我倒不好意思起来，说："你就试试吧，反正不费什么工夫，也方便。"老人平时与我们关系都挺好，所以也格外信我们说的话。我们走了之后，他就每天按摩自己的两个拇指。四五个月的时间过去之后，同事忽然给我们拎来一个大果篮，说："都来吃水果，今天我请客。"同事们起哄说："是不是发意外之财了？快点儿分享分享。"他笑着说："比发财还高兴呢。昨天陪我父亲去看眼睛，一验光居然视力提高了不少，现在他不戴眼镜也能正常活动，所以直喊着要把眼镜给扔了呢。"说着，他又拍了拍我的肩膀，说："这还得多谢你的方法呀，现在，我父亲对按摩手指头都上瘾了。"听了这话，大家都哈哈大笑起来。

大拇指与视力之间有什么关系呢？可能从外表来看并不相关，但从穴位学上看却又密切相连。原来，我们大拇指的关节正中点被称为"大空骨穴"，这个穴位对于改善与眼睛相关的症状很有帮助。而在大空骨穴的两边，又分别是明眼穴与凤眼穴，这两个穴位不但能治疗急性结膜炎，而且能缓解眼睛疲劳、增强视力。因此，小小一根手指，关系到的可是我们视力的大问题。

按摩大拇指关节时，可以将手指微微下弯，这时，大拇指关节突出于皮肤。然后用另一只手的食指与拇指上下捏住被按摩手指的拇指关节，捏的时候，要大拇指在上，食指在下。按摩时，就靠大拇指运动来回揉按关节。力度不可以太重，这里都是骨头，所以掐按并不方便，只要按到感觉关节有疼感就可以了。左、右两个关节分别按摩。如果感觉能承受疼痛，就用另一只手的大拇指指甲对3个穴位进行掐按，保持3分钟以上的时间，每日不少于2次。

事实证明，经常按摩这3个穴位的人，视力都有不同程度的提升。有的老年人甚至从原来离不开眼镜到完全不借助眼镜也能自由活动了。不仅如此，它们对于治疗老年人的白内障也有一定的帮助。所以，只要每天坚持不懈地按摩，你的视力就会越来越好。

发烧不用吃药，按摩大椎、曲池、合谷与外关能轻松退烧

头疼、感冒、受凉等原因都会引起身体的发烧症状，特别是免疫力弱的老人和孩子。正因为他们的免疫力弱，所以在退烧方面就要格外谨慎些，动不动就用药物来退烧可不是明智的选择。而在我们身体上，就有很好用的退烧穴位，退烧之快、作用之灵验，恐怕是大家想也想不到的。

有一年，我在父母家过年，当时，天气挺冷的，大家在房间里都穿着厚外套。可我母亲大概是因为烧菜烧得有些热了，便将外套脱掉，只穿了一件毛衣，里里外外地招呼着大家吃饭。吃过午饭后，母亲累了，说要休息一会儿，结果躺在床上睡了一觉，再起来就感觉身上有点儿重。我们都说："你就歇着吧，后面的事让我们来，一年了，也轮到你休息啦。"可是，母亲到了傍晚时分还是开始不舒服起来，我想这是感冒的开始，便给她做了缓解感冒的按摩，并让她早早吃了点儿东西休息。我对她说："你先睡一觉，我们大家来包饺子，一会儿下饺子的时候，再叫你起来吃饺子。"结果还没到下饺子的时间呢，我父亲就告诉我，母亲发烧了。说实话，大过年的可没有人愿意吃药，就更不要说去医院了。我连忙安慰父亲说："不用担心，有我在这里呢。"

我来到母亲的房间里，帮她测了下体温，显示38.2℃，不是很高。我连忙给母亲推大椎穴，来回推了200多下，然后继续在曲池穴、合谷穴、

外关穴进行按摩。做完这几个穴位按摩之后，母亲再次休息。过了大约40分钟的时候，再量体温已经到了37.2℃。也就是说，已经接近正常体温，完全不用担心了。到我们12点钟煮饺子的时候，母亲已经完全退了烧，与大家一起吃饺子。她自己边吃还边说："看我这烧发的，人家包饺子我就发烧了，等到吃饺子却好了，感觉就像为了躲懒似的。"大家都笑起来，父亲则说："这要多亏你有个会让你躲懒的儿子，不然，今年的饺子你大概就吃不出这么香的味道来了。"

当然，父亲这只是玩笑话，但我的穴位按摩有效可不是开玩笑。因为人体大椎穴是身体十二正经与奇经八脉之督脉相交会的点，它的主要功能就在于督导一身阳气。也可以说，人体督脉所传达的阳气，以及身体背部散发的阳气，都来自于大椎穴的汇聚，它将气血物质循督脉上传于头颈，从而促使气血加速循环。它对于治疗热病、感冒、咳嗽、虚损以及中暑等病都很有效。

大椎穴就在我们颈后第七颈椎棘突下陷的地方，以脊椎为中线，与肩部大约平行，寻找起来很方便。按摩大椎穴时，可以用食指、中指的指腹从上向下推动，一直推到尾椎骨部，但一般只要多推动大椎穴部分就可以了，单一方向反复推200~300下，看到大椎穴发红便停手。

曲池穴、合谷穴与外关穴都是手臂上的穴位，它们除了各自应有的功能之外，还有一个共同的作用，那就是清泻明阳。寻找曲池穴要从手臂内侧的肘弯处开始，它在肘弯横纹的尽头。而外关与合谷就更好找了，手腕内侧的下方2寸处及虎口处分别是两个穴位点。对这3个穴位按摩不用一一点按，可以一路推过去，就是揉按合谷穴之后，顺着外关穴向上推动，一直到曲池穴。从下向上推动200~300次，就能起到解表退热的作用。

通常情况下，大人、孩子都能用这几个穴位来退烧。如果你感觉还不够快，那么也可以自己从耳朵上来寻找反射点，退烧速度非常快。这个反射点就在我们耳朵内圈下方开口处的部位，取点时沿着耳垂外侧向上，到耳骨转折点就找到了。按摩这个反射点可以用按摩棒帮忙，如果是给小朋友退烧，压按30秒便可以退烧。在给大人、老人退烧的时候，不妨根据年龄的不同，多加按压时间。这个反射点一直被人们看成快速退烧穴，既好用又快速，遇到发烧来不及就医时，不妨自己动手试一试。

体弱多病真愁人，坚持捏脊来改善

人的体质不同，自然免疫功能也不相同：有的人就比较强壮；而有的人则虚弱无力，容易生病。但如果遇到爱生病的孩子，家长就有的愁了，今天感冒，明天发烧，没完没了地跑医院。不过，家长们不知道，体质可以调理，免疫力也一样可以调理，只要平时多给孩子进行捏脊，就能让他变得与其他孩子一样健康起来。

我表姐家有个6岁的小孙子，长得好看，说话也逗，特别招人喜欢。可是这孩子在3岁的时候，却一点儿也不叫家人省心，爱生病，体质弱，动不动就会身体不适。为此，表姐在饮食上别提多用心了，一天三顿不重样，顿顿都算清营养成分。可这样并没有让孩子体质增强多少，反而是让孩子变得挑食了。有一次，他不肯在幼儿园吃中饭，结果回来吃了点儿零食，胃就不好受起来，又是呕吐又是恶心的。表姐真是急得恨不得跳起来，调理了好几天才把孩子胃口给调理顺了。后来，她直接过来找我，说："这样下去我也受不了啦。你快想想办法给孩子调理一下身体吧。"我看着表姐那一脸的烦躁，笑着说："哪至于这样呀。你看你添了个孙子，自己倒老了好几岁的样子。"

表姐知道我打趣她，便说："那你还看着我不管，快给我想个办法。是不是应该吃点儿中药什么的呢？"我连忙制止她，说："千万别，孩子这么小吃什么药呀。再说又没什么病，这不是给孩子找罪受嘛。你回去给孩子捏脊吧，坚持捏上半年，我保证他和现在形同两人。"表姐一听立刻就来了精神，说："可是我也不会捏呀，你教教我。"我就在表姐的胳膊上做起示范来，告诉她怎么一下一下地往上捏。学会之后，表姐从此就改饮食调理为身体刺激了。果然，捏脊半年之后，那个孩子不但胃口好了，体质也强了，长高好大一块。表姐高兴得不得了，说："这捏脊还真好用，现在感冒都很少得了。"我再次笑她说："你就是操心的命，以后就继续给孙子捏吧。"现在孩子已经6岁了，身体倍棒，还立志要做足球运动员呢。

说起给孩子捏脊，真的是个很传统的中医疗法，它能治疗脾胃不和、感冒发烧、睡眠不安等病症，对于强身健体也是手到起效。之所以会有这么多好处，完全是因为捏脊对于身体穴位的刺激。我们背部分布的身体十二正经的阳明经络，最能激发人体阳气，从而促进气血的流畅、振奋真阳、抵抗外邪；当然，捏脊也具有调理脏腑的功能。所以捏脊不但能治病，而且能强身。

不过，捏脊手法很有讲究。在脊的时候，要先把双手洗净，然后对搓至发热。这时，让孩子趴在床上，放松身体，捏脊者用中指、食指和拇指，从孩子尾椎骨部位开始，提起脊椎两侧的皮和肉，两侧同时上提并捻动向上，然后不要放开手里的皮肤，用中指交替向前，一直保持手中不空，源源不断地提到颈部的位置，也就是与肩平齐的骨突处。在捏的过程中，一般捏3下，向上提1次，这叫捏三提一的手法。每天捏1次，每次保持5~10分钟的时间。但一定要长期坚持，否则，效果不会明显。

　　另外，捏脊虽然简单，但手的力度与温度以及手法，都应该正确，以免在捏脊的过程中伤到孩子。还有，捏脊时在孩子背部涂一点儿润肤油是必不可少的，而捏脊时不可动作过快，特别是对年幼的孩子，轻而缓慢地进行捏脊才是最正确的。家长还应该记住一点，那就是不要捏到一半时突然停下来去做其他事，回来再重新捏，一气呵成的捏脊才更有利于孩子的身体健康。

长不高、爱忘事，按涌泉与命门轻松又好用

　　人的一生是从小努力向上长高，再慢慢衰老的过程，所以老人与孩子就成了最受关注的对象。而对这两大人群来说，老人会忘事，孩子长不高，这都是最紧要的事情。想要改善这两大问题，说起来让人感觉烦琐，但动起手来又真的不会太过复杂。简简单单的两个穴位，便能完全解决问题，可谓轻松又好用。

　　这两个穴位是大家都已经熟悉的，它们分别为涌泉穴和命门穴。我们之所以要选择这两个穴位，是因为要滋养肾脏先天之本。中医认为，肾脏为人体先天之本，它藏精主骨，更主脑、主气、主生殖、主水液。可以说，生命的动力之源，皆来自于肾脏。只有肾脏强健有力，人的活力才格外强。所以，那些肾脏好的人，总是耳聪目明、体健脚捷、精力充沛；而肾脏不好的人就会睡眠不足、双眼无神、腿脚无力。

　　涌泉穴作为肾经的首起之穴，《难经》中有记载："所出为井，井者东方春也，万物之始生。"这是因为肾脏之气全部来自于此穴，它就

如同一个喷涌不断的泉口，向身体、四肢传送肾气，从而起到治病、养生、保健的强大作用。所以，涌泉穴又被人们称为"第二心脏"，《韩氏医通》就说："多病善者，每夜令人擦足心（涌泉），至发热，甚有益。"

而命门穴虽然不是肾经之穴，但它为督脉的要穴。我们知道人的生命在于身体阳气支撑，而督脉为人体阳海之脉，它所散发的阳气正是身体经络正常循行的根本。不仅如此，它对于肾脏更是有着天然的保护作用，其散发的阳气则为温肾壮阳、强肾固本的动力。命门穴作为督脉要穴，自然有着扶助肾阳，温煦、推动肾经之气的作用。所以当人体出现腰痛、肾寒、行走无力、四肢困乏等症状时，多通过刺激命门来激活督脉的功能，进行疾病的治疗和身体的保健。

涌泉穴在我们的脚底心，这是大家都知道的。不过，老人与孩子按摩的手法要有所不同，因为我们给孩子按摩涌泉穴是为了让他长得高、骨骼结实，而给老人按摩，则是为了让他们精力充沛、记忆力强。所以增强肾气与肾精的手法也就有小小的区别了。在给孩子按摩时，通常是以顺时针按摩的手法，即用拇指或者食指关节处，顶于涌泉穴上，顺时针揉动。中医说"顺为补，逆为泻"，如果逆时针揉动孩子的涌泉穴，就会让孩子肾气泻出，使其身体虚弱。这不但不利于身体，反而加重了病症。但给老人按摩涌泉穴时，则可以顺时针100次，逆时针100次。这是因为老年人身体弱，太过的阳气补充会让身体阴气不足，从而阴阳不能平衡，令身体不适。

按摩命门穴倒没有太多注意，它的位置在腰部的正中间，与肚脐眼在同一条水平线上，于背后腰椎棘突下陷的地方。按摩的时候，需要让第二个人来帮助，用手握空拳，有节奏地捶打穴位。如果是正坐，则自己也可以双手放在身后，交替进行拍打，力度适中，每次敲打80下，早、晚各1次就好。对孩子来说，可以相对减少一些数量，这样可不至于让体身阳气过盛，造成身体津液的损伤。老年人可以加注于意念法进行命门的守阳运动，即敲打完命门穴之后，用双手捂于两肾之上，保持10分钟时间，让肾脏尽量吸收热能，达到温肾补精的作用。

虽然说穴位的选择非常关键，但是长期的坚持更为重要，对这两个穴位进行刺激要保持一种日久天长的决心。只有敲打的时间长了，身上的精力和气度才不同于其他人，而效果才更加清晰可见。

调理五脏无从下手，简单按摩手指就可以

我们都知道，一个人只有五脏六腑皆健康，身体才能真正强健。而真的要将五脏六腑一一进行调理，这无疑就是一次千头万绪的大工程了。我们虽然不能从头到脚来调理脏腑，但是可以用按摩的手法，通过两只手来调理。

我记得在刚学医的时候，我的老师就告诉过我，通过手指来调理五脏，是最省心省力的事。我开始并不能理解，但随着对医学的了解，开始明白老师这话的意思。而真正完全对手指有信心，还是后来遇到一位身体孱弱的病人。那时，病人并无具体病症，但体质差，其虚弱之症显而易见。也正是因为如此，病人才格外痛苦。他说："医生，我真不知道怎么治疗了，吃得多点儿胃不好，吃得少了身子虚，一会儿拉肚子了，一会儿又便秘了，真是全身上下没一处好地方，我现在可怎么办啊？"我被她的话逗笑了，说："你要放松心情，哪有那么多病呀。只不过后天养护不当，脏腑有点儿虚；调理一下就好了。"病人却发愁

了，说："我这身体要调理可就难了，我感觉哪儿都不好，这样从哪儿开始调才是个头啊。"我指着她的手说："从你的手指开始就行；只要你能坚持就管用。"我这样说的时候，就是想到了我老师说的手指调理五脏原则。

不过，病人对这个方法可不怎么喜欢，说："我怎么感觉像开玩笑呢。手指按一按就能让身体变强壮，这也太不可思议了；而且要坚持多长时间才行？每天请假看病可不是个好方法。"我当然了解病人的想法，而我又很想通过这位病人来证实老师的手指按摩功能。所以说："这样，你慢慢地按摩手指，不要急，我把自己的电话告诉你，有什么不适，你随时打电话给我，这样就再也不用专门挂号来看病了；只要没有非住院不可的大病，我都能帮你。"可能是这种跟踪治疗的方便让病人心动了，她说："好吧，我尽量少打电话麻烦你。"病人带着我教的手指按摩方法离开后，确实会隔三差五地打电话来诉说自己哪里不舒服。我当然知道，这就是一个过程，想要一下子见效太难了，唯有病人与医生都坚持，才会看到结果。但慢慢的，病人的电话就越来越少了，我有时会打个电话过去，但病人回答得也很笼统，总是说"很好"之类的话。1年时间很快过去，这中间我有3个月的时间没与病人联系，她自己突然打来电话，说："医生，我这段时间感觉身体好了很多，主要是胃上的毛病几乎很长时间没犯过了，而且家人也说我体质变得好多了，人都长胖了好几斤呢；这可是我长这么大都没发生过的事。"

听到这个消息，我真的非常高兴，这件事虽然持续了1年多时间，但总算有了一个非常好的反馈。这也让我更加明白了老师关于五指调理五脏原则，这充分说明了手指上对应的穴位对脏腑起的作用。按摩的虽然是手指，实际上却是强壮脏腑呢。我们从5根手指上看，大拇指上是脾经；食指上是胆经、肝经；中指上则是小肠经、心经；而无名指上分布着大肠经、肺经；小指为膀胱经和肾经。如此，五指便集合了肾脏、肺脏、心脏等不同的脏腑。脏腑之病症，自然也就完全可以通过手指进行调理了。

按摩的时候，伸出左手，自然分开手指，用右手的拇指和食指捏在左手拇指末端的两侧，慢慢加力按压。力气不需要太大，能感觉到疼痛就可以了，这时，坚持捏住不放，保持10秒钟，然后再松开。就这样从末端慢慢捏到手指的根部，再依次捏其他手指，直到五指都捏一遍。这时便换左手捏右手五指，方法与之前相同。按摩方法虽然简单，但坚持很有必要。而且大家要记住一点，男士是先左手后右手，而女士便可以先右手再左手。只要坚持这样按摩下去，那些脏腑虚弱造成的小问题就能悉数解决了。